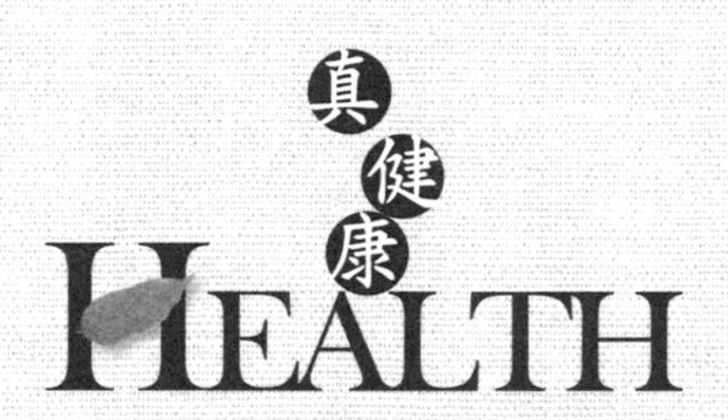

真健康
HEALTH

喝對湯，養出好體質

8種體質類型·60道保健湯方

梁尹倩 中醫師——著

自序

我是一名註冊中醫師，執業以來因有感於坊間很多中醫理論被扭曲，所以開始在網路上分享小文章，以深入淺出的方法講解，讓更多人明白中醫理論絕非天馬行空或深奧難懂，更與我們的生活息息相關。

文章寫多了，病人看多了，更深感改善體質或治療疾病若要有良好的效果，必須靠生活及飲食上的配合。身兼妻子、母親及醫師等多個身分，我特別了解生活節奏急促的都市人，一般都沒能花時間，也不太懂得如何正確地調理身體，於是引發我撰寫這本養生工具書的念頭。

自中三以後，我便進入國際學校，然後到美國升學，但因生於傳統家庭，小時候生病會去看中醫，習慣喝苦茶並以冬瓜糖或山楂餅搭配；青春期時經期後媽媽會煮南棗水給我做經後調補；熬夜溫書爸爸會準備花旗參茶為我身體「清熱」。在潛移默化之下，這些傳統智慧逐漸成為我的思維模式。

中醫理論提及「上醫治未病」，說明生病後服藥醫治，始終不及改變日常的生活習慣來得全面及有效，而飲食與自己身體體質相配合更會令養生效果事半功倍。

自從踏上中醫之路，我更發現原來從小學會的中國傳統智慧都是由中醫理論演變而來的。接觸病人多了，更發現許多時下年輕人或外國長大的華人都不懂這些傳統智慧。

我反覆思量：如何讓大家了解這些中國傳統智慧，並把這些簡單的養生原則融入生活呢？其實日常的簡單飲食保健，就是為身體打造更強健體格，有效預防生病的方法！所以即使工作及生活有多忙碌，我都特別注意自己及家人的飲食健康，會留意他們有否出現特別的症狀如口臭、便秘、胃脹氣、容易疲倦或睡眠不安穩等，下班後到街上買簡單的新鮮食材，搭配出快捷美味的保健湯品為家人調理身體。

這本書除了拆解很多人不知道的中醫養生謬誤外，更列出八種體質類型，教大家為自己做一個簡單「起底」（分辨體質），學會留意自己身體發出的訊號，按自己體質決定什麼一定不能吃，什麼可以多吃。針對八種不同體質，我更會推薦六十道美味保健湯品，就算是入廚新手也能輕易做到。希望這本不一樣的養生工具書，可以幫助大家改善體質，遠離文明病，得到身心健康！

梁尹倩 Cinci EC

目次

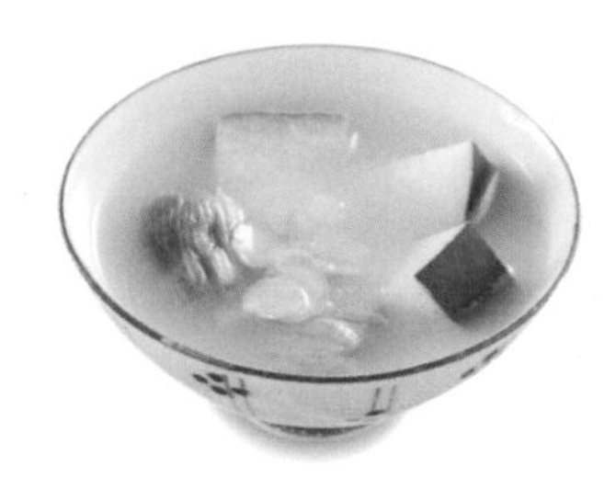

第一部 先了解你的體質 9

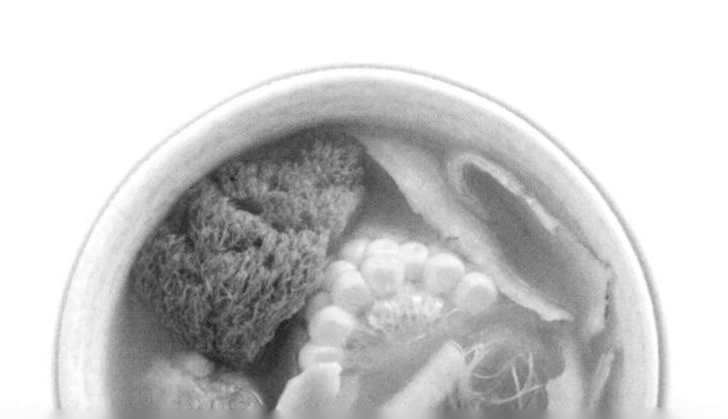

痰濕體質

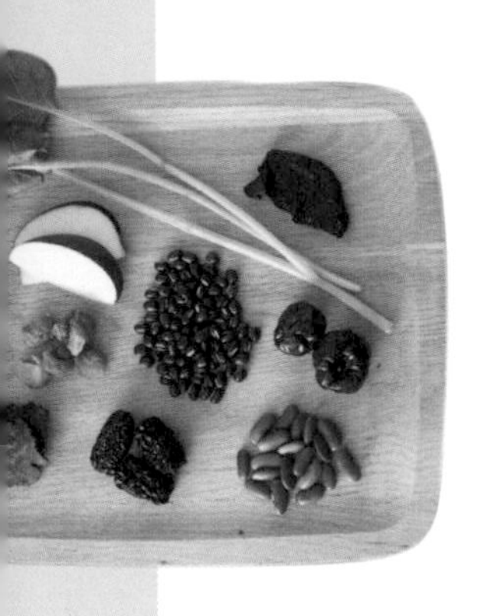

濕熱體質

氣虛體質

血虛體質

陰虛體質

陽虛體質

第一部

先了解
你的體質

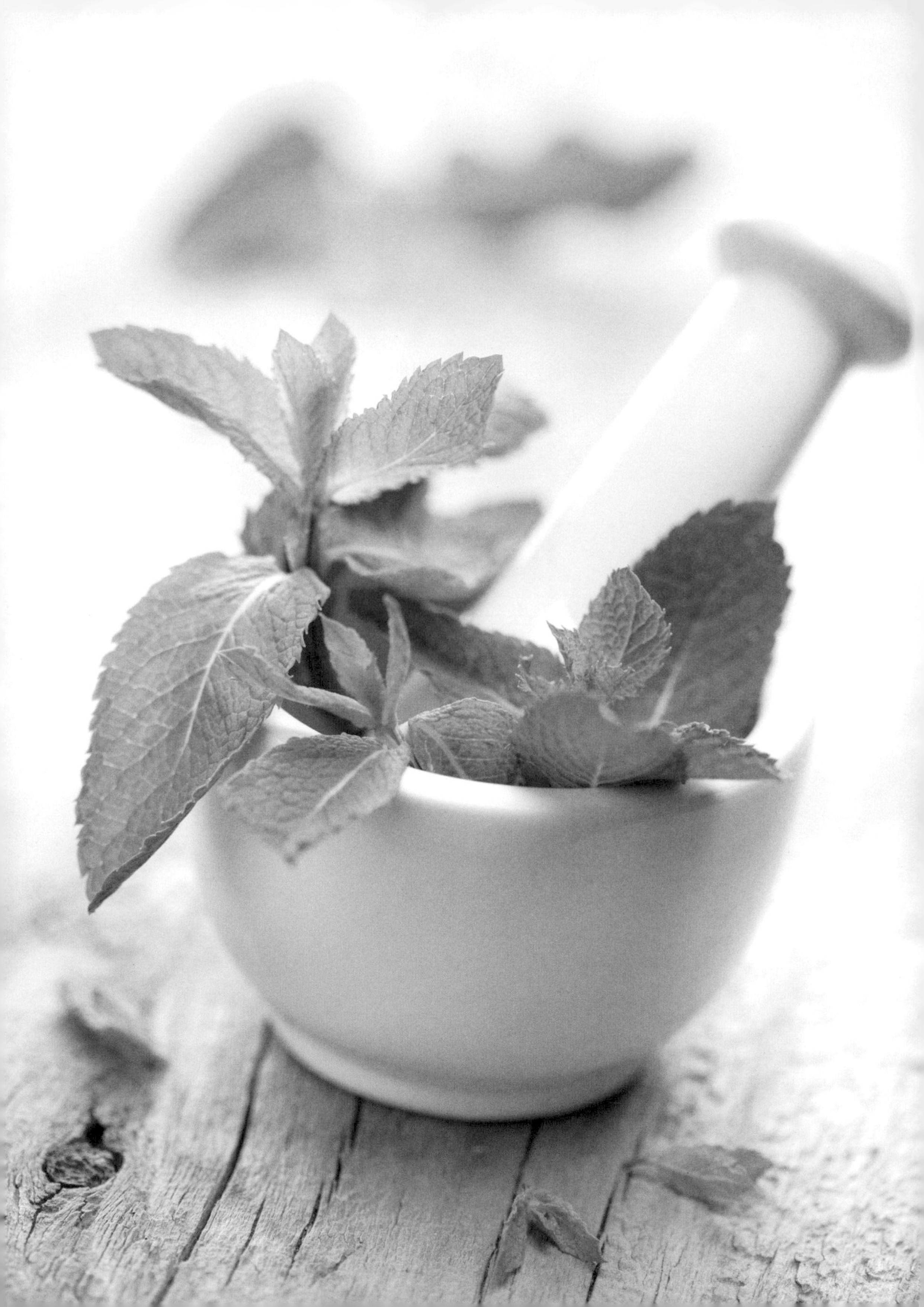

第一章｜拆解坊間中醫養生謬誤

在中醫診所臨症時遇到的病人和親朋好友常詢問我關於中醫養生的問題，我發現大家的疑問都是源於對中醫體質與食療的不理解，盲目跟從古老偏方或道聽塗說，想健康卻弄巧成拙。其實懂得如何調節生活及飲食習慣，與體質配合是一門學問，因為世界上並不存在一條適合所有人的標準養生方程式。要根據自己體質再適當飲食，才是最有效的養生之道呢！

謬誤一　不辨體質吃偏方

我吃過一種偏方治頭痛，效果非常好，但為何介紹給另一個人吃，又未必有用？

其實這不代表偏方沒用，只是中醫認為由於每個人的體質都有獨特性，所以就算患上同一種疾病，都會有不同的表現及轉變過程。例如大家都是頭痛，但一個是遇到風吹而特別痛，另一個是因為有壓力而發作，並不是服用同一個藥方就能解決。

中醫學重視「整體觀念」，講求辨證論治，透過「望、聞、問、切」有系統地收集資料，經過專業分析，辨清病因、病邪性質、病位、正邪之間的關係，從而確定最適合的治療原則與方法。

因此，為免耽誤病情，**大家應該先留意自己身體表現出來的特**

徵，認真了解食物及藥物是否適合自己身體體質，千萬不要不辨體質和病因，盲目跟從網路上的食譜或古老偏方等非專業意見。

謬誤二 不辨體質食用過量「補品」

聽朋友說吃牛奶燉花膠很有益，所以我每天晚上都吃，感覺非常滋潤，但為何總是覺得疲倦乏力、食慾差、大便稀爛？

大家應該都聽過「少吃多滋味，多吃壞肚皮」這道理。任何食物，就算是對身體有益，過量食用都會影響身體健康。

牛奶性平，能滋潤補虛，潤腸；花膠性平，能滋陰補腎。氣虛、痰濕及濕熱體質的人不宜食用牛奶燉花膠，容易胃部不適及消化不良者宜少食，陰虛體質的人則可以一星期服用一次。

其實身體疲倦乏力、食慾差、大便稀爛等表現，都是「脾虛」的症狀，顯示不能食用太多滋潤食品，反而需要清淡、能健脾祛濕的湯品。其實大家只要懂得分析身體發出的訊號，就不會「好心做壞事」，難為了脾胃。

謬誤三 以為體質只有寒底或熱底

我是寒底或熱底？中醫師常說我「虛」，是什麼意思？

這兩個問題相信很多看過中醫的人都會忍不住問。其實我們經常誤以為體質只有寒底或熱底，但「寒」、「熱」只是用作反應身體陰陽盛衰的測量標準。如當偏寒體質與偏熱體質的人同時患上感冒，身體會出現不同的症狀。但不代表偏熱體質的人永遠不會有寒，偏寒的人永遠不會有熱。其實要更清楚了解自己的體質，還要知道什麼是「寒、熱、虛、實」。

什麼是「寒」、「熱」？

「寒」、「熱」偏盛的體質有以下特徵：

寒性	熱性
臉色蒼白	臉色偏紅
怕冷	眼乾目赤
偏喜暖飲	經常口乾，想喝冷飲
手腳易冰冷	嘴唇偏乾
身體局部疼痛，遇風寒後加劇	尿少、顏色黃
大便稀爛	大便偏乾、硬
	容易便秘

什麼是「虛」、「實」？

虛，是不足的狀態；實，是過多的狀態。

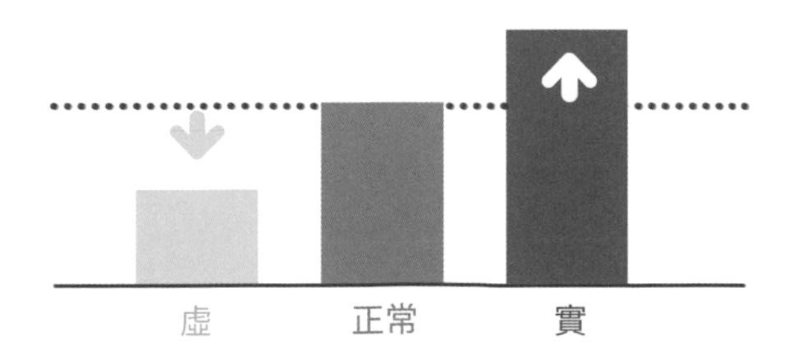

先把中醫理論的經絡比喻為道路、車輛比喻為氣血：

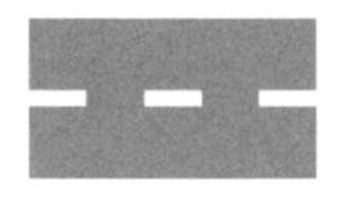

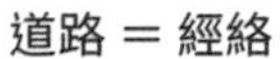

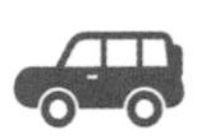

車 = 氣血

一條塞滿車輛的道路就是「實」，而在體內呈現「實」的情況往往是由於氣滯、血瘀、痰濕等邪氣擁擠於內，形成一個過盛的現象，最後導致經絡不通。

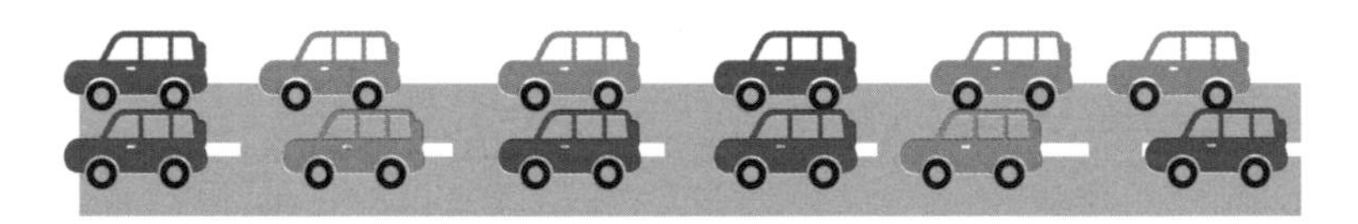

常見為「實」的體質有氣滯、血瘀、痰濕、濕熱。

一條沒有車輛行駛的道路就是「虛」。而在體內呈現「虛」的情況往往是由於臟腑虛弱，氣血虧虛，成一個不足的現象，最後導致經脈得不到適當的濡養。

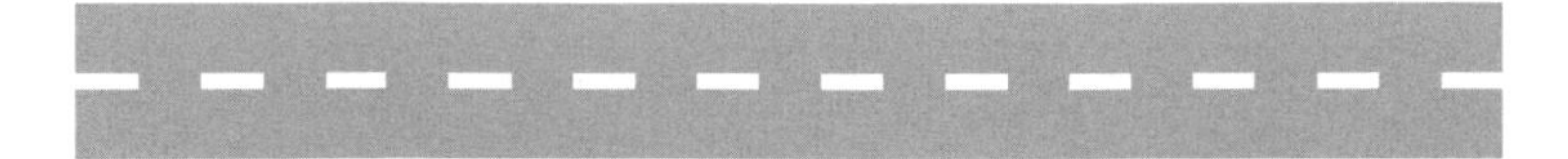

常見為「虛」的體質有氣虛、血虛、陰虛、陽虛。

謬誤四 亂喝涼茶退火

從小就聽到長輩說上火要喝涼茶，但又有人說涼茶不是人人都適合喝，原因何在？

其實熱分虛熱和實熱，並非每個人感到熱氣都需要飲涼茶。實熱即我們常聽見的濕熱體質，濕熱體質者適合喝涼茶之類為身體清熱。**但如果身體是虛熱即陰虛體質，其實是暫時性「陰」不足，才使陽氣相對偏盛。此時再飲用涼茶等寒涼物時，就會破壞體內本來正常水平的陽氣，**令身體變虛弱，所以不是一個真正能為身體「清熱」的解決方法。因為始終虛熱是「陰」不足，治本的方法應該是吃滋陰食物，令「陰」提高到與「陽」一樣的水平，才能使體內陰陽平衡。

	實熱	虛熱
成因	● 常因感染風熱、暑邪或平日飲食不節，過量服食辛辣燥熱食物而成 ● 陽邪入侵人體，陽氣過盛的亢奮狀態	● 常因久病、長期夜睡，情志不舒使陰氣受損 ● 臟腑失於滋養，陰分虧虛。「陰」少了，陽氣相對偏盛，虛熱因而內生
表現	發熱、出汗、口渴、面紅等	嚴重發熱、盜汗（睡眠中出汗，醒來後汗止）、五心煩熱（兩手心、足心發熱及自覺心胸煩熱）等
飲食原則	清熱為主，一星期最多喝兩次涼茶	滋陰為主，可飲用花旗參、石斛、麥冬等茶療

謬誤五 常吹冷氣和喝祛濕茶為身體祛濕

什麼是濕？春天一到，我就吹冷氣除濕，又喝祛濕茶，但為何仍然感到濕重、食慾不振？

春天天氣潮濕，有時冒雨散步、坐濕草地，加上飲食不定時、暴飲暴食，一下子吃過量油膩、甜膩、重口味食物等，都容易造成濕重。外濕加上內濕會額外加重脾胃負擔，導致脾臟的消化吸收功能不能正常運作，體內濕邪偏盛，形成多餘水分積聚體內，水濕不化，長期會形成濕性體質，容易感到胸悶或經常感到腹部脹滿、經常無胃口、身體感覺沉重、容易疲倦、水腫等。

有些人會吹冷氣除濕，但其實被冷氣直接吹著，會導致皮膚毛孔開閉功能失常，影響排汗功能而阻礙脾胃的消化吸收功能，加劇濕邪積於體內。而過低的溫度導致寒氣過重，更招惹寒邪入侵體內，形成「寒濕」。

因為坊間一般的祛濕茶如五花茶、二十四味的成分多是清熱解毒，濕熱體質的人可喝祛濕茶以清熱祛濕，但一星期最多喝兩次。而寒濕體質的人更加不可喝，因常飲用祛濕茶只會令脾胃愈來愈虛，身體愈喝愈濕。

謹記祛濕方法有很多種，不是每個人的體質都適合喝涼茶或現成祛濕湯包，喝錯了反而有機會愈喝愈累、愈浮腫呢！所以切記要視乎自己的體質、身體反應小心飲用。

「寒」、「熱」這兩種偏盛可以同時與「濕」結合，形成「寒濕」及「濕熱」兩種狀態 ：

寒濕

春夏滂沱大雨濕氣重，加上飲食不節吃多了生冷食物如魚生、生蠔、冰啤酒等，直接會令脾胃受損。

體內寒、濕過盛者，會出現腹瀉的症狀——泄瀉清稀如水狀，忽然腹痛、腸鳴，伴隨感冒症狀如怕冷、發燒、頭痛、關節疫痛等。此時可喝以下茶療為身體化濕、解表、散寒：

✣ 厚朴花薑茶（一人分量）

- **材料：**厚朴花 6 克、生薑 3 片、紅茶 6 克、紅糖適量
- **做法：**將厚朴花剪碎，與茶葉一起放入保溫瓶，用熱開水沖洗一遍，加入薑片，沖入熱開水泡10 分鐘，加入紅糖即可。

濕熱

體味重的人多屬濕熱體質，伴隨症狀有大便不乾淨、女性的白帶顏色黃伴有臭味、有口氣等。跟寒濕不一樣，濕熱的症狀有感覺煩躁、口舌及腋下生瘡、口乾口苦、眼睛乾、小便偏黃短赤等。這裡推薦簡易清濕熱茶為身體退火除煩，生津利尿：

✣ 淡竹葉綠茶（一人分量）

- **材料：**淡竹葉 9 克、綠茶葉 1 茶匙、蜜棗 2 枚
- **做法：**把淡竹葉和蜜棗剪碎，放保溫瓶，以熱開水沖洗一遍，再注入綠茶葉和熱開水泡10 分鐘即可。此茶料能反覆沖泡至味淡，建議一星期飲用兩天。

「寒濕」及「濕熱」對照表

寒濕	濕熱
相同之處	
●容易感到胸悶或經常感到腹部脹滿 ●經常無胃口 ●身體感覺沉重，容易疲倦，頭重 ●眼睛、臉部容易浮腫	
相異之處	
●舌淡紅，舌苔色白膩 ●女性白帶量偏多 ●手腳冰冷 ●怕冷 ●大便稀爛或如水狀	●舌偏紅，舌苔偏黃膩 ●女性白帶量偏多，色偏黃、味重 ●眼乾目赤 ●口苦、口渴 ●大便偏軟、質黏、異常地臭，肛門會有灼熱感 ●小便量少，色偏黃 ●體味重 ●臉多油，容易出暗瘡、粉刺

謬誤六　夏天吃火鍋，冬天吃冰淇淋

吃火鍋時用冰啤酒爽口，不是中和了燥熱嗎？

炎炎夏日難免會一直想吃冰的食品或飲料解暑熱，亦有喜歡挑戰極限的人們喜歡夏日吃雞煲、麻辣火鍋等極端燥熱食品。「我都在室內，冷冷的，吃火鍋有問題嗎？」「吃火鍋時用冰啤酒爽口，不是中和了燥熱嗎？」「我多數時間都在室內，為何會中暑呢？」在二十二度的室內吃熱辣辣火鍋確實感覺很痛快，但這只是自欺欺人的歪理。

「天人相應，順應自然」——中醫理論認為天人合一為中醫養生的一大要點，人體是會順著大自然的氣候變化做出適當的調整，但這調整的能力是有一定的限度。所以最有效的調理身體方法，一定要注意天氣變化，盡量取得平衡。「暑易傷氣」，猛烈陽光與炎熱天氣可令人流汗過多、眼紅、眼乾、頭昏胸悶、心悸、口渴、欲吐等。飲食方面可以多吃消暑的西瓜、綠豆等。油膩、重口味食品會加重脾胃負擔，就應盡量避免食用。

為何中醫都強調戒口？這是因為我們開的每服藥都有其屬性，目的是把病人體內的不平衡調整過來。所以也必須配合飲食，否則開了清熱解毒藥，病人又喝奶茶、吃雞煲等熱性食品，就等於浪費了藥性。也切記不能自以為瘋狂吃寒涼食品就能平衡體內的熱，因這只會令脾胃受罪。

按自己體質決定什麼要多吃之外，也要知道什麼一定不能吃，否則吃什麼食物調理也沒有用！

健康的秘訣就是陰陽平衡

先天體質主要遺傳自父母，但體質很容易受外界影響，隨時會根據人的日常生活及飲食習慣、工作性質、待人接物態度、居住環境及氣候等因素而轉變。正如偏寒體質與偏熱體質的人雙雙得了感冒，體內會反應出不同的症狀，但這並不代表偏熱體質的人永遠不會有寒，偏寒體質的人永遠不會有熱。

健康的秘訣就是陰陽平衡。平和體質是最理想的健康體質類型，因為平和體質體內陰陽調和，氣血旺盛，整個人也會展現出亮麗的光彩，精力充沛，心理素質良好及不容易生病。

可惜都市人多飲食不節，再加上家庭及工作等精神壓力影響，平和體質實屬少見。但當我們開始留意身體表現出來的特徵，知道自己體質的偏性如何，以中醫養生之道利用寒熱屬性和功效不同的食物，運用於日常飲食中，懂得避重就輕，加上正確的養生保健，就能調和身體至平和體質，達到平衡的目的。

簡單體質方程式

生活起居
飲食
基本體質 ＋ 工作 ＝ 當下體質
性格
氣候

中醫小知識

「陰」、「陽」

「陰」是指體內的水液、血液、營養等濡養身體臟腑的物質。這些物質需依靠「陽」的啟動來轉化及運輸，以供給身體所需。簡單來說「陰」、「陽」需互相依靠才能維持生命。任何一方過盛或不足，就會令體內出現不平衡甚至生病的狀態。

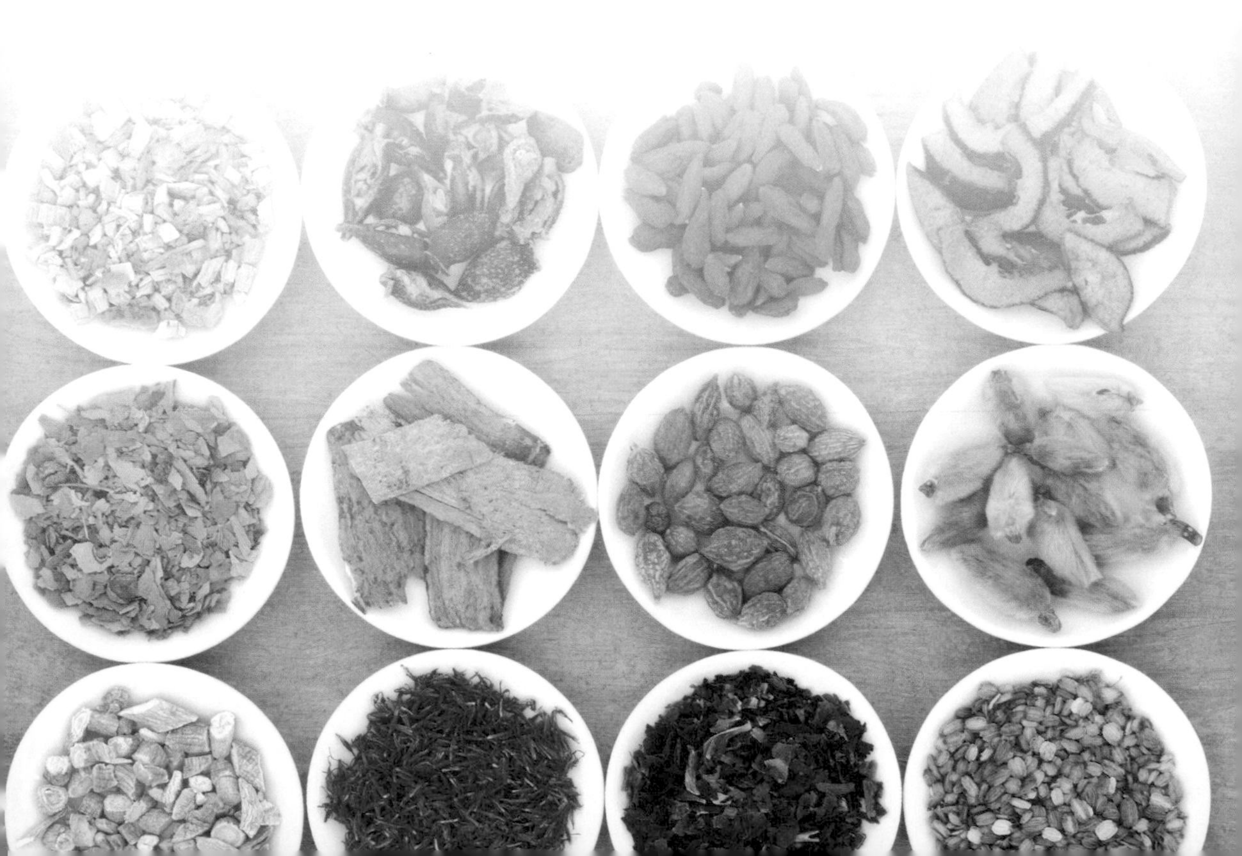

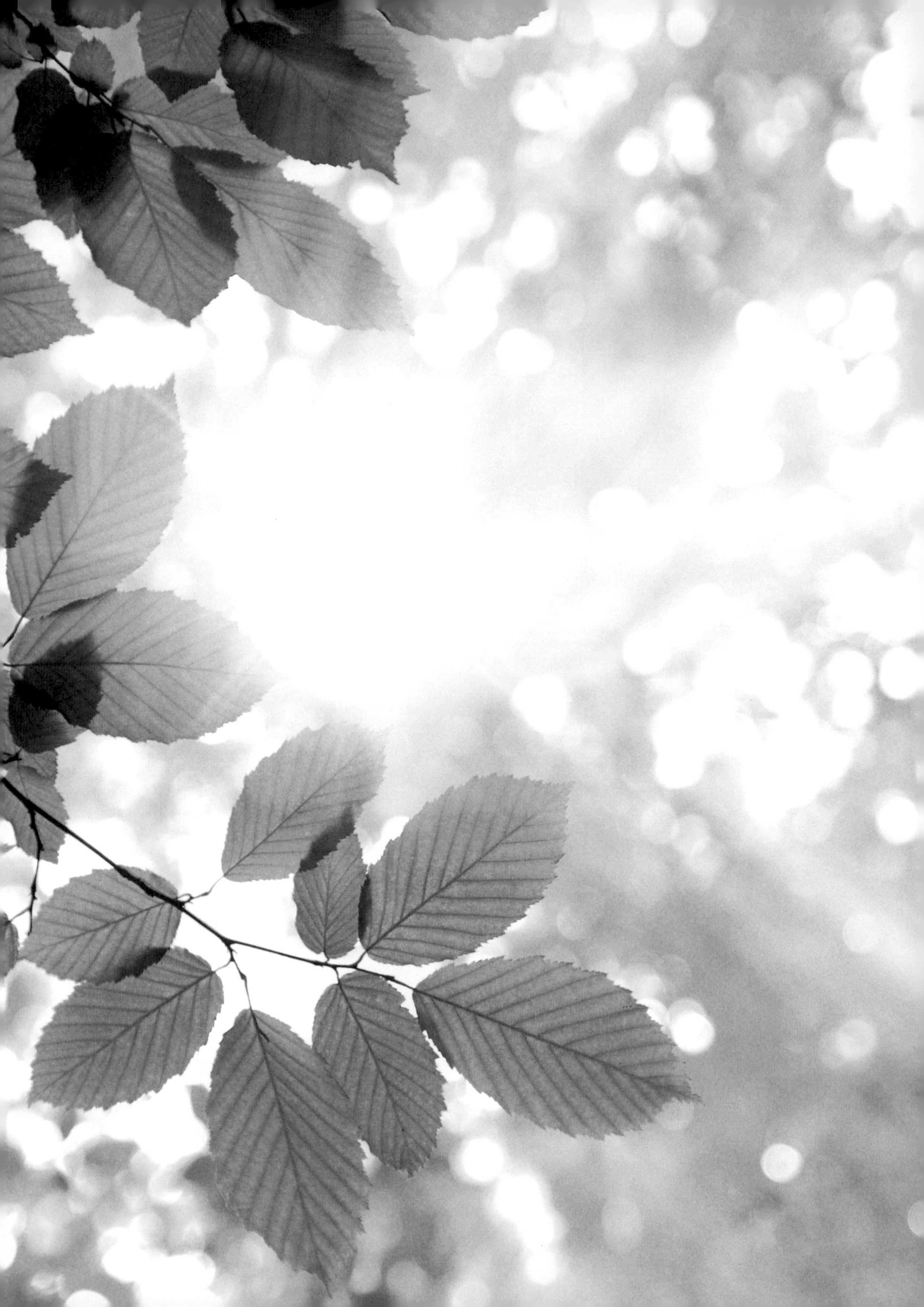

第二章｜你是什麼「底子」？

根據中醫理論，人的病理體質大致可分為氣滯、血瘀、痰濕、濕熱、氣虛、血虛、陰虛、陽虛八種。

體質與性格相似，每個人可以擁有多重性格 ： 可以個性爽朗亦很細心，或個性溫柔亦很獨立。所以如體質有「熱」而夾「濕」； 有「氣虛」夾「血虛」，混合型體質是很常見的。

氣滯型

鬱悶型，精神抑鬱、愛嘆氣

氣滯型者屬氣血運行不順暢的鬱悶型體質。

此體質容易出現於 ： 自我要求高、壓力大，思慮過多或經常憂心的人。

你是否屬氣滯型體質？
以下是氣滯型體質較明顯或常見的症狀，看看你有多少個✓ ？
☐ 經常嘆氣
☐ 常打嗝或放屁
☐ 情緒鬱悶或經常感覺煩躁
☐ 女性經期前會乳房脹痛，部分男性有時會睪丸脹痛，或胸脅脹痛

□ 大便不調，有時便秘、有時大便稀爛
□ 常不經意乾咳，覺得喉嚨中有東西卡住，吞不下、吐不出
□ 心神恍惚
有三個✓ 或以上→氣滯型

＊一個人可能同時夾雜多種體質，視哪一型的特徵比較明顯，再做適當的調適。

氣滯型體質的成因

當生活上遇到讓人一肚子氣的情況，如與上司意見不合，跟朋友伴侶吵架，便立即會感受到氣結難下，這種鬱悶的感覺直接令體內氣血不順，阻礙肝臟的工作表現，更影響情緒。

氣滯型體質常罹患的文明病和特點

常嘆息、放屁、大便不調等症狀。

1. 胃痛

病發與飲食前後無關。胃脘脹痛，痛連兩脅，精神壓力大時疼痛會發作或加重。嘆息或放屁後痛稍緩。

2. 失眠

入睡困難、多夢，思慮多。

3. 便秘

大便不調，有時便秘、大便有時呈顆粒狀、有時稀爛。

常伴腸鳴、常放屁，腹部脹痛，胃口變差。

4. 閉經

月經停止兩個週期以上，伴隨常嘆息，乳房 、小腹脹痛。

5. 經痛

經量偏少色暗，時有血塊。經前乳房脹痛，心煩氣躁。

6. 不孕

經期先後無定期，伴隨經痛 、經量少而色暗 、時有血塊。經前乳房脹痛，心煩氣躁。

7. 頭痛

多呈兩側頭脹痛，心煩易怒，口苦。

梁醫師分享

在公司遇到讓人一肚子氣的事，易令肝鬱氣滯，有什麼方法舒緩？

肝鬱氣滯的病人，我們首先會提醒他們千萬不能心煩氣躁，一定要學習控制和適當發洩情緒，咳聲嘆氣只會令疲乏的一天更加疲乏，而且會形成惡性循環，無休止地鬱悶下去。除了平時可沖泡花茶飲用外，一時的心煩氣躁，可按摩合谷穴（大拇指與食指之間的指蹼緣上），抒解鬱悶情緒。

以下推薦一款專門針對精神及工作壓力大人士而設計的花茶。

✣ 佛手花蜂蜜茶（一人分量）

- **材料** ： 佛手花、蜂蜜各少許
- **做法** ： 佛手花放入保溫瓶，注入熱開水大略沖洗然後倒掉，再加入熱開水泡 5 分鐘，待水變熱後加入蜂蜜即可。此茶料能沖泡 3 至 4 次至味淡，可隨喜好加蜂蜜。一星期可以連續服用 3 天。
- **功效** ： 此茶療能舒緩因為長期生活於壓力中，影響肝臟的疏泄，體內氣血循環不順暢，導致多嘆氣、胃部容易感覺脹氣不適、心情鬱悶等症狀。

氣滯型體質養生小撇步

簡易穴位按摩

中醫理論有一套「開四關」的穴位配搭，所謂「四」是指合谷、太衝兩個對穴，兩穴合稱為「四關穴」，針對氣滯體質，舒緩壓力和身心繃緊狀態，也有助舒緩頭痛、頭暈、目赤腫痛。

- **合谷穴**

位於手背，大拇指與食指之間，食指手掌骨中點處。

簡單取穴法 ： 以一手的拇指指骨關節橫紋，放在另一手拇指、食指間的指蹼緣上，拇指尖下為合谷穴。

* 按壓對穴 2-3 分鐘。

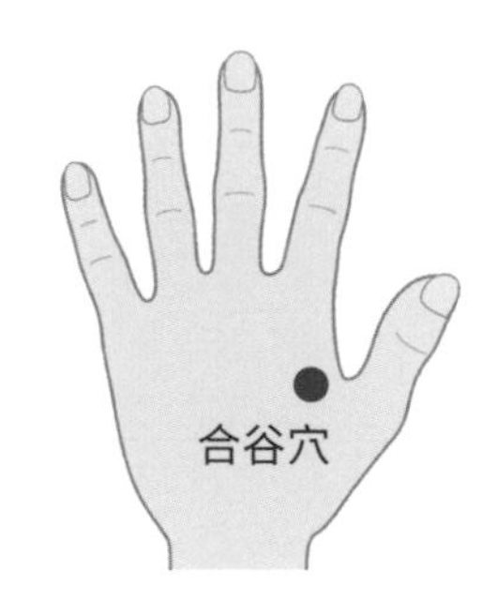

● **太衝穴**

位於足背側，第一、二蹠骨結合部之前凹陷處。

* 按壓對穴 2-3 分鐘。

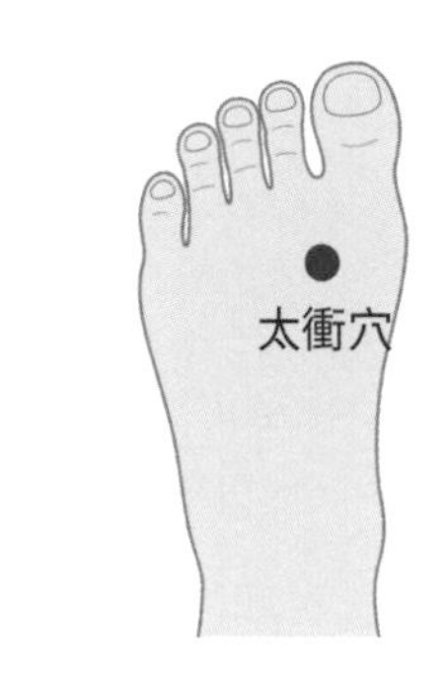

避免熬夜

根據中醫「子午流注圖」每個鐘數會有不同的臟腑值班。而晚上十一時至凌晨三時正是肝膽值班的時段，我們需要在這時段進入睡眠狀態，才可以讓肝膽為身體進行廢物代謝及製造新血的工作，舒緩肝鬱。

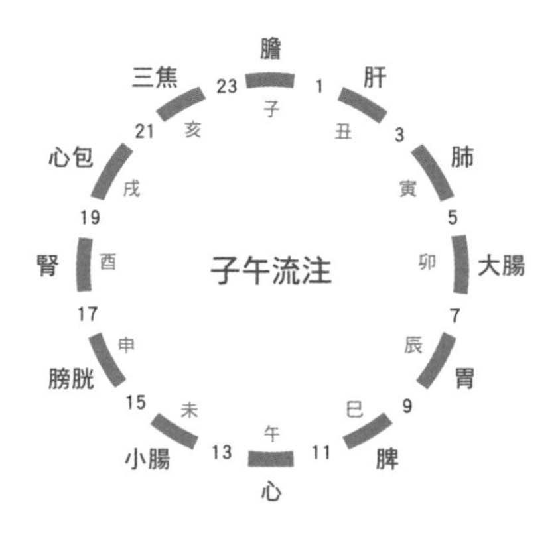

避免辛辣食物

根據中醫學的五行相剋關係圖，「辛」辣與肝臟相剋，辛辣食物包括有咖哩、薑、蔥、蒜頭、辣椒、花椒等。多吃辛辣食物會抑制肝臟功能，令經脈不能保持暢通，所以氣滯型體質忌吃辛辣。

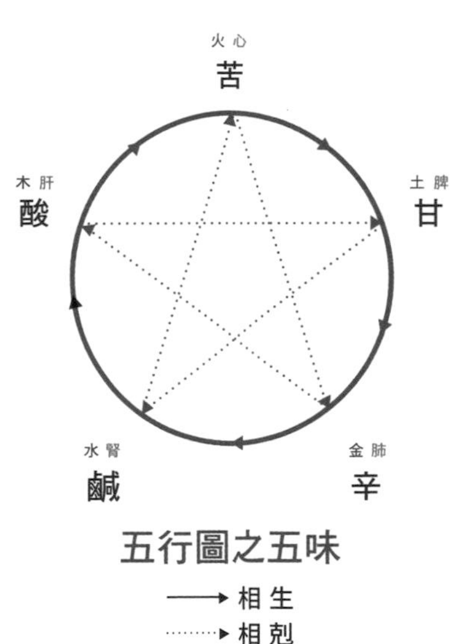

五行圖之五味

梁醫師分享

忘情・茶

有沒有遇過一些人與事令自己想喝一杯忘情水，把不如意的記憶刪除？環境的變遷加上時勢的轉移，人的思想隨著際遇改變，讓人在人生路上有不同的選擇。凡事沒有永遠，曾經是自己最不可能改變的習慣、無所不談的友人、最重要的原則等，到了人生不同的階段，一定會改變。

人的情志變化是由內、外刺激引起。外在因素很難改變，相反的，內在調節是可以掌握的。中醫理論認為七情——喜、怒、憂、思、悲、恐、驚，當中唯有「喜」是良性刺激。其他六情以「怒」傷害最大。「怒」傷肝，能直接影響肝臟疏泄，令體內氣機不能正常通暢運行，引起種種常見的都市人問題如常嘆氣、胸悶、心緒不寧、易怒易哭、失眠，甚至腸易激躁症以及女性的月經不調問題。

記得有位頭痛的病人，頭痛特徵是陣發性兩側或單側頭脹痛，遇上工作勞累的日子則更嚴重，伴隨症狀為煩躁易怒或口苦、眼睛乾赤紅、難以入睡等。精神壓力往往令肝氣不舒，鬱而化火，陽氣過盛而導致頭痛。患此類頭痛的人應盡量找個方法去為自己減減壓，應控制情緒，盡量避免過度興奮、煩惱、發怒等。

病人：「醫師，那我平常適合用什麼茶療？」

我：「其實喝溫水就可以了。」

病人：「我覺得茶療較健康，所以每天上班都會自備龍眼乾紅棗枸杞茶喝。」

我：「哎呀！其實龍眼乾、紅棗、枸杞都是帶溫補性的藥材，要喝你就喝點菊花茶或綠茶吧！」

這位病人的話反應了大家對養生保健的許多誤解，這促使我要多以不同管道跟大家分享中醫藥小知識，強調辨別體質飲食的重要。而精神心理保健亦是人體健康的重要一環，養生除了藥物調理，其實懂得控制自己的情緒，提高自我修養，懂得放下執著便是一個很好的開始。

忘情水的配方我不會，但可以推薦一款簡易茶療，取其花香幫助陶冶性情，讓自己有更好的心情，輕鬆迎接每天的問題。

✢ 洋甘菊桂花茶（一人分量）

- **材料**：洋甘菊、桂花各少許、適量蜂蜜
- **做法**：洋甘菊、桂花放入保溫瓶內，加入熱開水大略沖洗一遍，再加入熱開水泡 5 分鐘，聞到花香，待水變熱後加入蜂蜜即可。
- **功效**：舒緩頭痛和精神壓力。

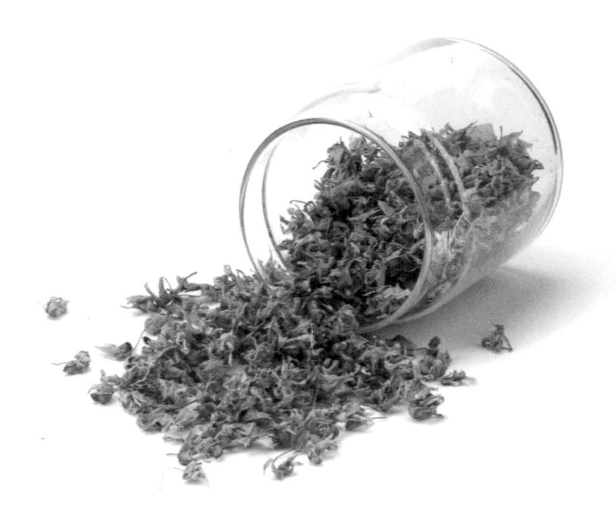

中醫小知識

以茶療養生來說，有什麼要注意的地方？
可以天天喝花茶嗎？

花茶多有活血化瘀的功效，孕婦忌服，女性月經期間慎服。中醫理論講求平衡，所以盡量避免每天飲用相同花茶或茶療，一星期飲用 2 至 3 次即可。

梁醫師分享

反覆腹瀉

記得曾經有位病人的第一句話是：「醫師，請救救我，這樣下去我要穿尿片了。」真令我哭笑不得！

我發現上班一族中最常見的腸胃問題症狀是：每遇到令自己緊張或有壓力的事情，如見客、約會，或開會前會突然急性腹痛或伴有腸鳴，欲大便，大便後腹痛則會舒緩。一天或會腹瀉三次以上，大便偏稀爛，不成形。西醫把此症狀名為「大腸激躁症」（Irritable Bowel Syndrome，IBS）。

中醫認為導致這症狀的普遍原因是長期工作或精神壓力大，容易緊張、抑鬱、焦慮或憤怒。日久影響了體內氣血運行，阻礙消化，導致腸鳴、腹瀉或反覆腹瀉。其實耐心透過中藥治療是可以幫助舒緩此問題的。

這裡推薦一個可幫助氣滯體質的人疏肝行氣解鬱的簡易茶療。

✣ 玫瑰素馨花茶（一人分量）

- **材料：**玫瑰花4 至5 朵、素馨花少量
- **做法：**將玫瑰花與素馨花放入保溫瓶，注入熱開水大略沖洗然後倒掉，再加入熱開水泡 5 分鐘即可。此茶料能沖泡 3 至 4 次至味淡。一星期可以連續服用 3 至 4 天。
- **功效：**此茶對胃炎、胃脹或痛、愛嘆氣，甚至月經不調都有幫助。
- **注意：**玫瑰花活血，孕婦忌服，女性月經期間慎服。

血瘀型

貓熊眼型，膚色晦暗，嘴唇色深

血瘀型者屬血液運行不暢並滯留經脈的體質，最明顯的特徵是舌底的舌下靜脈呈深紫色或嘴唇偏紫暗，或於嘴唇外圈有一條紫色的唇線圍著。**血瘀型的臉色比較黯淡，主要是因為體內氣血運行不順暢**。伴隨症狀有黑眼圈、唇色偏紫、生暗瘡或被蚊子叮後多留有深紫色的印痕等。

此體質容易出現於 ： 氣滯體質 、壓力大或嗜生冷的人。

你是否屬血瘀型體質？
以下是血瘀型體質較明顯或常見的症狀，看看你有多少個✓ ？
☐ 容易身體疼痛，如針刺般的疼痛，痛處固定不移
☐ 黑眼圈
☐ 臉色、唇色紫暗
☐ 舌底血脈色紫
☐ 暗瘡容易留印痕
☐ 身體容易瘀青
☐ 女性月經多有血塊或有經痛、甚至閉經
☐ 靜脈曲張
有三個✓ 或以上→血瘀型

＊一個人可能同時夾雜多種體質，視哪一型的特徵比較明顯，再做適當的調適。

血瘀型體質的成因

1. 血瘀型體質是氣滯體質的「加強版」。血液依賴氣的運載於體內運行，日久的氣滯影響到血液運行不暢通，瘀積經脈化成血瘀。體內經脈好像道路上遇上交通意外，車輛太多而長時間擁擠，前面的車不去，後面來的車不能通行，導致交通癱瘓。

2. 嗜食生冷飲食也會形成血瘀型體質。情況就如水遇寒，冷卻成冰塊的原理，一天到晚飲食生冷，體內的血及津液都被冷凍成冰塊，又怎能順暢地於體內循環呢？所以習慣飲食生冷會直接影響體內氣血循環，瘀積經脈便形成血瘀。

中醫小知識

何謂生、冷？

經常聽中醫師或長輩提醒少吃生冷飲食。到底生冷是什麼意思？
「生」是指一切未被煮過的食物， 如生魚片、沙拉、水果、生蛋甚至礦泉水等。
「冷」是指低於室溫的食物，如所有剛從冰箱拿出來的食物，如冰淇淋、啤酒、冷飲、冰冷水果蔬菜等。

血瘀型體質常罹患的文明病和特點

不通則痛，因為體內經脈不暢通，所以血瘀體質的人容易感覺身體如針刺般疼痛，痛處固定不移。而血液循環不良也會引起靜脈曲張，以及無故出現瘀痕。

1. 胃痛

胃脘疼痛，痛有定處、因按壓而增痛，或痛有針刺感，飯後痛會加重，或見吐血、便血。

2. 閉經

平時月經伴血塊。月經停閉數月，小腹冷痛因按壓而增痛，熱敷後能舒緩痛楚，手腳冰冷。

3. 經痛

小腹脹痛因按壓而增痛，熱敷後能舒緩痛楚。平時月經量少，色深紅，伴有血塊。

4. 不孕

婚久不孕，月經每月延遲，週期約三十二至三十五日。平時月經量少，色深紅，伴有血塊。平時有經痛、腹痛因按壓而增痛，熱敷後能舒緩痛楚，或胸脅、乳房脹痛。

5. 頭痛

長期頭痛，痛處固定不移，呈刺痛。

梁醫師分享

血瘀型多有貓熊眼，有什麼方法可以解決？

不少人習慣熬夜，不管是因為工作關係、沉迷電腦遊戲、追看凌晨體育節目或純粹喜歡享受夜深人靜的一份安寧。中醫認為熬夜傷陰、傷肝腎。而其中一個形成黑眼圈的關鍵就是肝血不足，「肝開竅於目」，肝血的不足，導致血流不暢通，滯於眼下時間久變瘀，形成黑眼圈，伴以臉色暗啞、唇色多晦暗。此時可以飲用山楂洛神花茶，有助活血化瘀，使臉色變得有光澤，亦能減淡黑眼圈。

✣ 山楂洛神花茶（一人分量）

- **材料：**山楂（乾品）5片、洛神花（乾品）2朵、紅糖適量
- **做法：**把材料放入保溫壺，以熱開水大略沖洗一遍，再加入熱開水泡煮5分鐘，加入紅糖即可。此茶料可反覆沖泡至味淡，一星期連續飲用4天為一次療程。
- **功效：**舒緩黑眼圈、臉色暗啞、嘴唇偏紫、靜脈曲張、暗瘡印，女性經痛或來經不順暢等血瘀症狀。
- **注意：**因為山楂味酸，不宜空腹飲用。胃部容易不適者、孕婦、女性月經期間亦不宜飲用。

血瘀型體質養生小撇步

休閒時沖泡花茶

可在休閒時沖泡紅玫瑰、茉莉花、桂花等花茶飲用。

紅玫瑰可疏肝理氣、活血化瘀；粉紅玫瑰有助潤腸通便、消脂，其美容功效較明顯。

經前喝益母草紅糖茶

女性月經前一星期可以喝益母草紅糖茶。

益母草紅糖茶有溫經散寒、活血化瘀的功效，尤其適合嗜食生冷，平常易經痛兼血塊量多的人。

少吃刺激性食品

因多吃辛辣會令肝鬱氣滯，更影響氣血運行，故除寒涼食物外，亦應少吃辣椒、咖哩、蔥、蒜、辛辣、油膩、刺激性食品。

女性們的每月一痛

要在寒冷的早上起床，離開暖洋洋的被窩上班已經有其難度。如突然感覺到下腹隱隱作痛，心裡知道每月一痛要來臨的時候，日常梳洗打扮換裝真的都想統統跳過，只想套上運動褲，一身休閒服就上班去。女性們的每月一痛，就是經痛了。沒有經歷過經痛的一群人，真的特別得到上天的眷顧呢！

一般人俗稱經痛、M痛，都屬於中醫經痛的範疇。先天腎精不足、氣血虛弱、生活壓力大、性情抑鬱、生活習慣飲食不調，過食寒涼生冷的食品等，都能致邪氣留滯小腹部位令氣血不順暢，不通則痛，或臟腑失養則引起經痛，尤其常見於血瘀型體質的人。

如果是寒痛型，通常熱敷小腹能減輕痛楚。治療原則都以通調氣血為大原則，當然還要配合體質與症狀適量調補。這裡推薦一道能平肝止痛，養血調經的簡易茶療，經前一星期飲用，有助舒緩經期不適症狀。

✢ 丹參乾薑紅糖茶（一人分量）

- **材料：**丹參6 克、乾薑1 片、紅糖適量
- **做法：**將材料以熱開水大略沖洗一遍。丹參切片，與乾薑放進保溫瓶，注入熱開水，泡 15 分鐘。最後加入紅糖即可。此茶料可反覆沖泡 2 至 3 次，女性月經前一星期連續飲用 3 至 4 天。
- **功效：**活血祛瘀、調經止痛、溫中散寒。
- **注意：**孕婦忌喝，女性月經期間不宜飲用。

中醫小知識

經前調理小撇步

要預防經痛，就要避免飲用或食用生冷食物。過食生冷能導致子宮變寒，影響子宮收縮排血，導致來經時有經痛或有血塊、月經量減少等。

女性們應多注意月經時的狀況，例如週期長短、來經日數、顏色、質地是稀還是稠、量多與否等，還要留意有否伴隨症狀，如有沒有經痛、血塊、水腫、腰痛、乳房脹痛等細節。絕對不能小看這每月到訪的「親戚」，經痛、經期紊亂與懷孕機會都有密切的關係。

痰濕型

累贅型，身體圓潤，不喜歡動，嗜甜食

痰濕型者屬水液運行不暢，形成痰濕的累贅型體質。看看舌苔，如果有一層白色且濕潤的舌苔，情況好像將豆腐壓碎後薄薄一層擦在舌頭上，你便很有可能是痰濕型。

此體質容易出現於：常暴飲暴食、嗜食生冷食物、嗜食甜的人。

你是否屬痰濕型體質？

以下是痰濕型體質較明顯或常見的症狀，看看你有多少個✓？

☐ 體型多圓潤、肌肉鬆軟

☐ 食慾減退或無食慾

☐ 多汗，汗較黏

☐ 氣溫敏感，怕冷也怕熱

☐ 胸悶

☐ 痰多、口黏

☐ 容易疲倦，身體如被濕毛巾裹著

☐ 女性多有白帶，色白或透明，無味

☐ 大便較稀爛，臭味不明顯

有三個✓ 或以上→痰濕型

＊一個人可能同時夾雜多種體質，視哪一型的特徵比較明顯，再做適當的調適。

痰濕型體質的成因

中醫理論提及的脾胃，可以說與西醫理論的「消化系統」有些相似。「脾胃為後天之本」、「脾為氣血生化之源」，這說明我們自出娘胎，都是依靠脾胃的消化吸收功能，身體才能攝取飲食中的營養，使臟腑得到濡養，身體各部分才能順暢地運作。但當脾胃受損，運作不順暢，儘管攝取多貴多有營養的食物補品，身體都不能吸收。

損害脾胃的因素有四點：

1. 長期飲食生冷
2. 飲食不定時
3. 一下子吃過多煎炸油膩、重口味食物
4. 經常用腦，思慮過多

當脾胃承受不了負荷，長期運化功能不能正常運作，漸漸便會形成痰濕這類體質。食物停滯於胃部，或跳過運化程序，直接被排出體外或堵塞在體內，身體會出現食慾差、胃脘脹滿，或腹脹腹瀉等症狀。水液也因為「脾氣」不通暢，難以被推動，導致代謝循環不暢，水濕停於體內，聚成「痰濕」，形成水腫、痰多等症狀。

痰濕型體質常罹患的文明病和特點

常伴隨水腫、痰多、食慾差等症狀。

1. 失眠

難入睡、多思慮、沒精打采、做事提不起勁，伴隨頭暈、胸悶、食慾差。

2. 腹瀉

食少腹脹，大便稀爛不成形，吃完油膩食物後更嚴重。

3. 閉經

月經停閉數月，平時白帶量多，色白質稠。體型肥胖、神疲倦怠、頭暈目眩、心悸、氣短、胸悶、食慾差。

4. 不孕

多年不孕，體型肥胖，月經週期多延遲，或會閉經。平時白帶量多，色白質黏無臭味，臉色偏白無光澤，頭暈心悸，胸悶泛噁，倦怠乏力。

5. 肥胖

體型肥胖，肌肉鬆軟，平日食慾差，食少腹脹。

6. 頭痛

容易感覺頭重如被濕布裹著，沒精打采，做事提不起勁，伴隨頭暈、胸悶、食慾差。

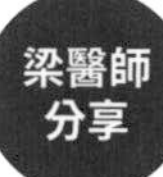

痰濕型多體型肥胖，有什麼方法可以減肥？

痰濕型即是「連吸一口氣都會肥」的類型，體型多圓潤、肌肉鬆軟、四肢浮腫，終日懶惰不願動。

飲食不節令負責促進食物消化吸收與水液運化的脾胃受損，中氣不足以推動水液，水濕停於體內，造成浮腫的體質。常伴隨症狀有手腳肌肉鬆軟（俗稱水蟹肉），手腳易冰冷、易疲倦、多汗、臉色偏白等。

痰濕型切忌盲目跟從坊間的「五青汁」、「三天蔬菜排毒」減肥法，加上都市人的飲食壞習慣更容易傷害脾胃，例如早餐喝冰果汁、午餐吃輕便沙拉，晚餐不吃含澱粉質的飯，只吃蔬菜肉類等，卻不知蔬菜裡面的油和調味料是致肥的元兇。

針對痰濕型的減肥方法應是平時少吃多餐，亦應適量食用米飯，飲用有白扁豆、薏仁、淮山等健脾藥材的湯品，戒冷飲，適當保暖，做適量運動，促進脾胃功能才是治本方法。另外，按壓腳部的足三里穴能幫助提升脾胃功能，有效為身體祛濕。這裡推薦一款有助痰濕型減肥的簡易茶療。

山楂黨參茯苓茶（一人分量）

- **材料：**山楂（乾品）4-5 塊、切片黨參少許、茯苓 2 卷
- **做法：**將材料以熱開水大略沖洗一遍。黨參切片，與山楂、茯苓放進保溫瓶，注入熱開水，泡煮 15 分鐘。此茶料可反覆沖泡 3 至 4 次至味淡，建議一星期連續飲用 3 至 4 天。
- **注意：**山楂味酸，胃部不適者不適宜飲用。
- **功效：**消脂減肥，益氣健脾，利水祛濕。

治本（健脾）：足三里穴

外膝眼（膝蓋側的凹位）底下四隻手指下的位置。

＊按壓約 2-3 分鐘。

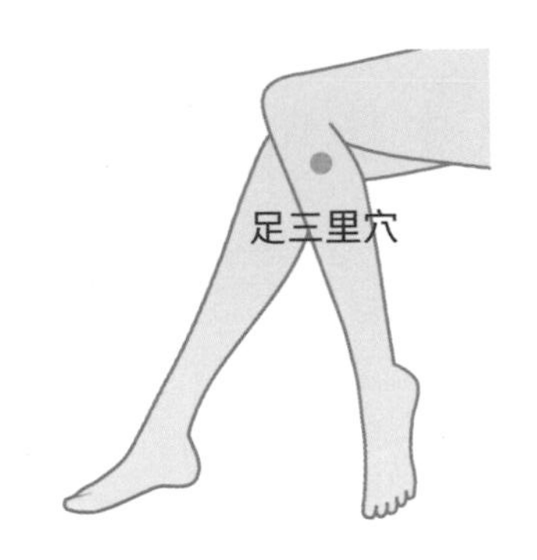

中醫小知識

穴位按摩及按壓方法

以指腹輕壓皮膚， 畫小圈揉揉。時間約 2-3 分鐘。

什麼時候不適合按摩

1. 空腹或飯後半小時內
2. 發燒
3. 酒後
4. 皮膚敏感
5. 懷孕期間

痰濕型體質養生小撇步

不要只以生魚片當作正餐，也食用日本料理的熟食以及旁邊的酸薑。

多飲「室溫」飲料，除了「少甜」，也要「少冰」。

不要每天早餐都吃玉米片加冰鮮奶，要多吃粥、粉、麵等熱食。

運動後飲用室溫運動飲料，比冰冷飲料更解渴。

忌冰淇淋、冷飲、咖啡、奶茶，不宜過飽，少吃甜膩、煎炸、滋補食品。

春・呆

一到春天，有沒有發覺四周的人都沒有了朝氣，上班時很難提起勁來？如果排除了晚上雙眼離不開電腦電視螢幕而影響精神與睡眠的話，多是因為受天氣濕熱影響。濕氣令人感覺渾身不自在，即使晚上睡飽了，早晨起來依然感覺困倦，到了公司還是昏昏欲睡、懶洋洋的模樣。

中醫理論認為人與大自然有著密切的關係，四季氣候變化均能影響人的生理狀況甚至引起生病。潮濕的春天，令外濕侵入人體內而影響氣機運作，氣機不流暢，水液的運化失常，導致水液滯留體內，造成肢體困倦、大便不乾淨、胸悶、浮腫等症狀，身上有如披著一條濕透的毛巾一樣，又墜又重。

痰濕體質的人於春天要注意祛濕，但不是一味瘋狂飲用「薏仁水」祛濕，反而應該行氣、健脾達到化濕的功效，平常可以於湯品中放點黨參、淮山等。這裡推薦一道白豆蔻陳皮茶能益氣化濕的簡易茶療，舒緩頭身困重、昏昏欲睡的狀況。

白豆蔻陳皮茶（一人分量）

- **材料：**白豆蔻 3 克、陳皮 1 角、藿香 6 克、蜜棗 1 枚
- **做法：**材料洗淨備用，鍋內加入 600 毫升水，加入材料，武火煮滾後調中火煮 20 分鐘，煎成一碗即可。此茶以煎煮方式較適合。一天喝 1 次。建議一星期連續飲用 3 天。
- **功效：**化濕行氣，理氣健脾。
- **注意：**陰虛的人慎服。

濕熱型

重體味型，臉與頭髮多油，多暗瘡

濕熱型者屬水液與邪熱相結合，並積聚於體內的重體味型體質。舌偏紅，舌苔偏黃膩。

此體質容易出現於：經常喝酒、咖啡、奶茶等或油膩煎炸食物的人。

你是否屬濕熱型體質？
以下是濕熱型體質較明顯或常見的症狀，看看你有多少個✓？
□ 怕熱，容易流汗
□ 口苦或口乾
□ 容易感到胸悶，腹部脹滿
□ 身體手腳感覺沉重，睡多久還是不夠
□ 小便量少偏黃
□ 大便偏軟、會黏著馬桶，便後肛門有灼熱感
□ 大便異常地臭
□ 臉多油，容易長暗瘡、粉刺
□ 眼乾目赤
□ 女性白帶多，偏黃、味重
□ 腋下黃汗，味重
□ 體味重

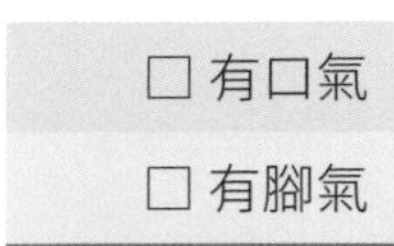

☐ 有口氣

☐ 有腳氣

有三個✓ 或以上→濕熱型

＊一個人可能同時夾雜多種體質，視哪一型的特徵比較明顯，再做適當的調適。

濕熱型體質的成因

濕熱，就是感受濕熱之邪，或長期為痰濕體質的人，因吃太多辛辣油膩及重口味食物，及喝太多酒，令體內釀出濕，鬱而化熱，或與熱同時結合於脾胃裡面，阻礙氣機運行。

濕熱型體質常罹患的文明病和特點

多伴隨口苦，口渴但不欲飲水、食慾差、胸悶、小便偏黃、量少等症狀。

1. 胃痛

胃部疼痛劇烈。

2. 失眠

心煩不能入睡，胸悶欲吐，伴有胃氣。

3. 腹瀉

腹痛腹瀉，味異常臭，便後肛門灼熱，口渴，小便量少色黃。

4. 經痛

平常小腹時有疼痛，經來疼痛加劇。經色暗紅，有血塊。平時白帶色黃量多。

5. 白帶

女性白帶量多，色黃或黃白，質黏、味重。

6. 粉刺

臉部、胸背皮膚油膩，粉刺紅腫疼痛或有膿皰。

7. 濕疹

發病快、病程短，皮損泛紅、灼熱、痕癢或會滲水。

夏天時尤其多汗、有狐臭，怎樣解決？

中醫認為體味較重的人都是濕熱體質，伴隨症狀一般多是大便不乾淨、小便較黃有味、女性的白帶顏色黃，伴有臭味、有口氣等。濕熱型體質於夏天尤其要注意少吃時令濕熱水果如芒果、鳳梨、荔枝、龍眼、榴槤等。這裡推薦兩款簡易茶療，可於暑熱天氣為身體清暑祛濕，清熱解毒，減少汗臭。

✣ 薏仁金銀花茶（一人分量）

- **材料：**生薏仁 20 克、金銀花 12 克、浮小麥 9 克
- **做法：**把所有材料洗淨後放入鍋裡，加入 600 毫升水，武火煮 20 分鐘，再連藥材倒進保溫瓶即可。此茶料能反覆沖泡至味淡。建議一星期飲用 2 至3 次。此茶經煎煮後效果比沖泡明顯。
- **功效：**健脾利濕，清熱解毒，固表止汗。

✣ 百合綠豆菊花茶（一人分量）

- **材料：** 綠豆 40 克、新鮮百合 2 個、野菊花 10 朵、陳皮半塊、冰糖適量
- **做法：** 將材料泡洗乾淨，先把綠豆與陳皮以 10 碗水用武火煮 30 分鐘。至綠豆開始煮爛，調小火，加入百合、野菊花以及冰糖，多煮約 10 分鐘即可。
- **功效：** 清熱解毒消暑，清心安神，理氣健脾。
- **注意：** 此茶寒涼，脾胃虛弱或脾胃虛寒者如伴有四肢冰冷，大便稀爛慎服。孕婦忌服。

濕熱型體質養生小撇步

宜飲食清淡。

少吃辛辣煎炸、重口味、甜膩、滋補、偏熱性食品。

奶茶、咖啡、冰啤酒同屬濕熱，宜少喝。

荔枝、龍眼、芒果、鳳梨、榴槤尤其濕熱，宜少吃。

可多吃祛濕食物如綠豆、赤小豆、生熟薏仁、冬瓜、苦瓜等。

- **治標（利尿祛濕）： 陰陵泉穴**

位於小腿內側，有一高而圓的骨突起，叫「脛骨內側髁」，此穴在脛骨內側髁後下方凹陷處。

* 按壓約 2-3 分鐘。

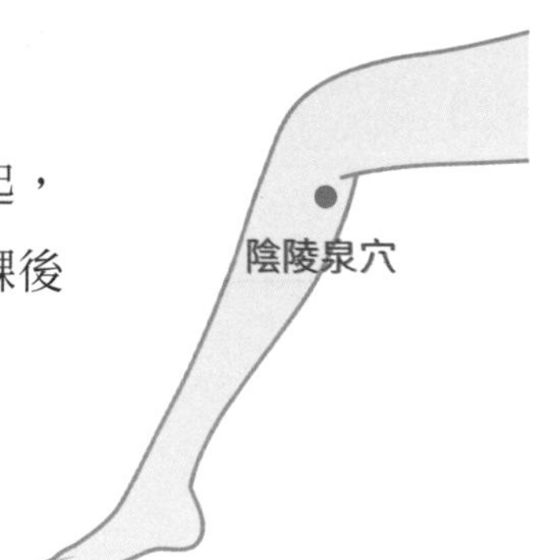

- **治本（健脾）：足三里穴**

外膝眼（膝蓋側的凹位）底下四隻手指下的位置。

＊按壓約 2-3 分鐘。

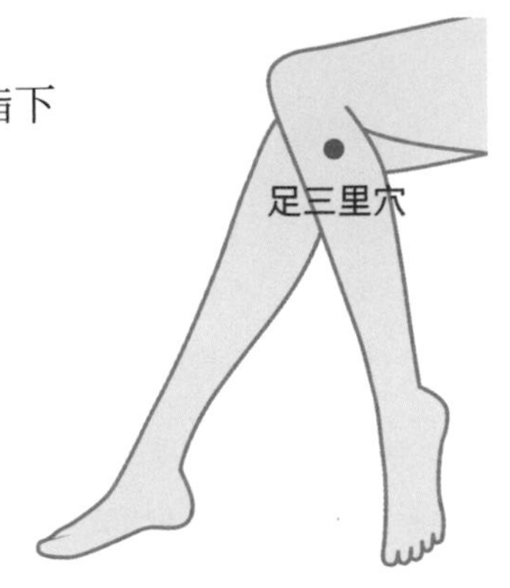

梁醫師分享

男・女・愛面子

夏季開始，有否發覺臉部粉刺、暗瘡比以往長的次數多了？中醫認為內、外因素對身體的影響同樣重要。踏入夏季，天氣悶熱濕重，加上生活作息不協調，飲食不節；火熱之邪過盛，熱毒蘊於肌膚，更容易引發暗瘡粉刺。

炎夏放假的心情啓動了夜遊、多外出的力量，夜夜笙歌，天氣好，心情更好，飲食都不自覺放縱了。但在夏季，濕熱體質的人必須適當地冷卻體內的熱，以調節外界天氣的影響。但這絕不要只吃冷飲、沙拉、冰淇淋等生冷食物，否則脾胃會遭殃而不能正常運作，中氣不通暢更難以推動水液，代謝循環不暢，身體更為濕困。

酒更是非常濕熱之品，千萬不要誤信啤酒是「鬼佬涼茶」之說而夜夜暢飲！濕熱體質的人可多吃烹調過的小黃瓜、茄子、番茄、苦瓜，或一星期吃 1 至 2 次西瓜或用冬瓜煮湯，都能幫助身體排除多餘的熱和水分。這裡推薦一道簡易茶療，可清心火，幫助舒緩粉刺暗瘡問題。

✢ 淡竹葉金銀花蒲公英茶（一人分量）

- **材料：**淡竹葉 15 克、金銀花 12 克、蒲公英 12 克
- **做法：**將淡竹葉剪細段。將所有材料洗淨，先把淡竹葉、蒲公英放入保溫瓶，以熱開水大略沖洗一遍，再加入熱開水泡 10 分鐘，最後放入金銀花多泡 5 分鐘即可。此茶料能沖泡 3 至 4 次至味淡。
- **功效：**清熱解毒、消腫散結祛濕。
- **注意：**非偏熱性體質者慎服。

梁醫師分享

自己有沒有口臭？

有沒有試過跟你對話的人一張開嘴巴，就發出一陣令人難受的臭味？那個人跟你又不熟，你又不好意思跟他說，所以唯有強忍？

我記得最難受的一次是在計程車上，一關門，就發覺不對勁。整個車廂都是從司機嘴裡發出的陣陣酸臭味。那次漫長的車程，就在我半閉氣與盡量把頭伸出車窗的交替中度過了。

經過那次遭遇，我更感到清楚了解自己體質的重要，一發現自己有什麼地方有奇怪氣味發出，就要對症下藥。另外就是要有個肯對自己說老實話的親人或朋友！如果我遇到有這種尷尬問題的朋友，一定會婉轉但老實地跟他們說呢！

如果發現自己有口臭，而又伴有胸悶、口乾渴、性急煩躁、怕熱、便秘等症狀。排除了口腔疾病以外，最常見是因為長期飲食不節、吃過多辛辣煎炸食物、暴飲暴食，以致消化不良，食物停留胃脘，生濕、化熱蒸騰而上引致口氣。這裡推薦一個舒緩口氣的食療。

✣ 荸薺薏仁豆漿（一人分量）

- **材料：** 荸薺 8 枚、生熟薏仁各 20 克、蓮子 15 克、豆漿 2 杯
- **做法：** 將材料洗淨，荸薺去皮，切小塊備用。鍋內加入約 1000 毫升水，水滾後放入蓮子及薏仁，武火煮滾後，再調文火煮 30 分鐘，最後加入豆漿及荸薺即可。一星期連續服用 3 至 4 天為一次療程。
- **功效：** 清熱生津，助消化，消除腸胃積聚的濕熱，對由胃熱引起的口氣有舒緩作用。

氣虛型

細聲細氣型，身體乏力，不多話

氣虛型者屬氣不足、細聲細氣型體質。舌頭伸出後比嘴巴肥大，舌邊有齒痕。（齒痕是因為氣虛，舌頭會變肥大，壓到牙齒而形成。）

此體質容易出現於：長期缺乏運動或過量運動，久病體虛或手術後的人。

你是否屬氣虛型體質？
以下是氣虛型體質較明顯或常見的症狀，看看你有多少個✓？
☐ 臉部浮腫、臉色偏白，沒有光澤
☐ 容易頭暈
☐ 氣短，聲音弱小，講話沒力氣

☐ 容易感冒
☐ 食慾差，經常感覺疲倦乏力
☐ 腹部經常脹滿、有脹氣
☐ 多汗，靜止時會流汗，少量運動後也多汗
☐ 心悸，時常會有害怕感覺，心律會加快
☐ 排便不順暢甚至便秘，排便時費力，大便質軟
有三個✓ 或以上→氣虛型

＊一個人可能同時夾雜多種體質，視哪一型的特徵比較明顯，再做適當的調適。

氣虛型體質的成因

氣虛體質有如一條沒有車輛的道路，呈虧虛的狀態。氣虛體質可以是因為先天的不足，但也因都市人後天長期飲食不節 、工作過度勞累 、多思慮，損傷了肺和脾臟而形成。

氣虛體質成因分三種 ：

1. 肺氣虛

每個人體內都會有一層氣體型成一道屏風，職責如守衛一樣，把外邪擋住以避其乘虛而入。肺氣不足的時候，身體表現為經常反覆感冒 、多汗 、怕風 、容易疲倦等。如果公司裡很多人生病感冒，肺氣虛的人就最容易受感染，或根本就是散播細菌的源頭。

2. 脾氣虛

脾氣不足，不能正常把吃下的食物轉化成身體能吸收的物質，運輸到身體各臟腑，身體吸收不了營養，所以虛弱。「久臥傷氣」，長期缺乏運動會導致體內的氣運行不暢 ；「勞則氣耗」，氣虛體質的人亦不適合做過量有氧運動，否則會愈做愈虛弱。脾氣虛體質的人要拿捏一個平衡的生活模式，即量力而為，如本身缺乏鍛鍊的人因為順應潮流而參加馬拉松，即是自掘墳墓。

3. 腎氣虛

肺脾氣虛體質可發展為腎氣不足，體內的固攝能力受損，即不能封藏體內津液。身體會表現出腰痠、頻尿甚至小便失禁 、男性早洩或女性白帶量偏多，甚至流產等症狀。

氣虛型體質常罹患的文明病和特點

常伴隨臉色偏白，神疲乏力，食少腹脹等症狀。

1. 失眠

難入眠，多夢，易於驚醒，膽怯心悸。

2. 便秘

有便意，但排便時費力，便後汗出氣短，感覺疲乏。

3. 眩暈

勞動或勞累時眩暈加劇。

4. 哮喘

喘促、氣短、咳聲虛弱，痰質稀，自汗（不因外界環境因素影響而於日間頻頻出汗，勞動後更為嚴重），怕風。

5. 漏尿、尿失禁

小便頻密或失禁，尿量早晚相等。

6. 白帶

女性白帶量多，色透明、質稀。

一到換季，就反覆感冒、多汗、容易疲倦，應該怎樣增強身體抵抗力？

首先此類肺氣虛、易患感冒的人切勿以為做時興的熱瑜伽、長跑等運動可增強抵抗力，因為此體質本身已氣不足，愈做流汗耗氣的運動只會愈虛弱，無助於預防感冒。這裡推薦「加味玉屏風散」供氣虛常感冒的人飲用。

✣ 加味玉屏風散（一人分量）

- **材料：** 黃耆 9 克、防風 6 克、白朮 6 克、茯苓 3 克、蜂蜜適量
- **做法：** 把所有材料洗淨後放入鍋裡，加入1000 毫升水，武火煮 30 分鐘，再連藥材倒進保溫瓶，待茶變熱後加入適量蜂蜜即可。此茶經煎煮後效果比沖泡明顯，能反覆沖泡至味淡，可隨喜好加入蜂蜜。建議一星期飲用 2 至 3 次。

- **功效：**此茶如一道屏風，阻擋病邪入侵，主要有健脾益氣、補肺防風、固表止汗的功效，能舒緩經常反覆感冒、氣短，容易疲倦、多汗等氣虛症狀。
- **注意：**感冒中的人不宜服用。

氣虛型體質養生小撇步

宜飲食清淡，多喝溫水；忌食生冷、喝冷飲。

多吃健脾食物如淮山、白扁豆、熟薏仁等，助身體吸收營養；多吃補氣食品如人參、花旗參、靈芝、小米、馬鈴薯、大棗、鵪鶉等；忌吃油膩重口味食物、辛辣食物（蔥、辣椒、薑、韭菜等）、生冷之品等。

不宜做劇烈運動，可以適量散步、慢跑等。

- **治本（健脾）：足三里穴**

外膝眼（膝蓋側的凹位）底下四隻手指下的位置。

* 按壓約 2-3 分鐘。

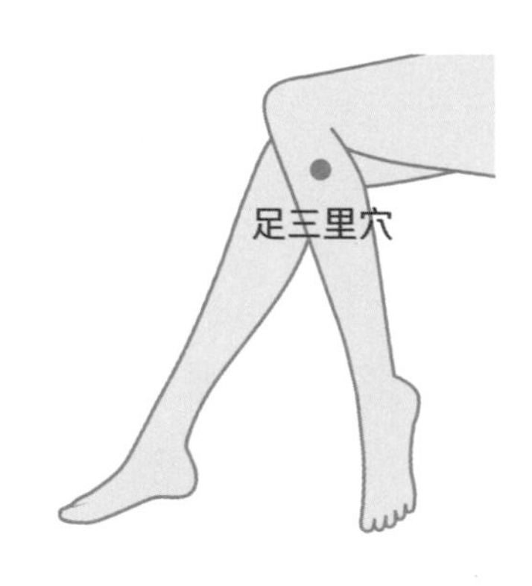

- **補肺氣 ： 氣海穴**

  位於下腹部，正中線上，肚臍底下 1.5 吋。

- **補腎氣 ： 關元穴**

  肚臍底下 3 吋。

  * 三個穴位分別按壓約 2-3 分鐘。

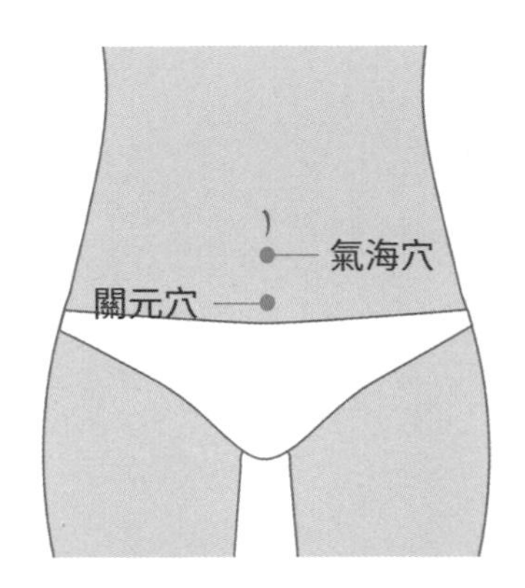

梁醫師分享

得了一場怎樣的感冒？

為什麼每次感冒都出現不一樣的症狀？上吐下瀉、發燒、關節痠軟、發冷等都是感冒引起的嗎？是否單喝感冒熱飲或感冒沖劑就可以治癒呢？

感冒主要因為受外界風邪入侵體表而造成，當遇上外在季節天氣，以及內在體質因素影響的時候，會衍生為不同症狀和類型，感冒可分為風寒、風熱、風濕、體虛感冒四大型。其實一般的感冒茶療如果沒有針對個別體質，效果都不會太顯著，所以必須要注意根據體質和身體狀況做治療。

一、風寒感冒

秋冬寒冷之季，感冒多為寒氣較強的風寒症，伴隨症狀多是怕冷、頭痛、頸部肌肉痠軟、喉嚨癢、咳嗽痰色白、鼻塞流清鼻涕等。推薦針對因為著涼而感冒初起的簡易茶療——生薑紅糖茶，熱飲能幫助發汗為身體袪寒。

✣ 生薑紅糖茶（一人分量）

- **材料：**生薑 4 片、紅糖 2 茶匙、紅茶葉 3 克
- **做法：**把生薑去皮切片，用刀背拍打一下，與紅茶葉放入保溫瓶，加入熱開水泡 10 分鐘，最後加入紅糖即可。此茶料可反覆沖泡，連續喝兩天。
- **功效：**發汗解表、溫肺止咳、暖胃健脾、散寒活血。

二、風熱感冒

春夏溫暖之季，感冒多為熱氣較強的風熱症，伴隨症狀多是身體發熱、頭痛、口渴、咳嗽痰黃、喉嚨痛、流黃稠鼻涕等；推薦針對風熱感冒初起症狀的簡易茶療——桑菊茅根茶，能幫助舒緩身體熱、口渴、喉嚨痛等。

✣ 桑菊茅根茶（一人分量）

- **材料：**菊花 6 克、桑葉 6 克、淡竹葉 3 克、白茅根 3 克、薄荷葉 3 克
- **做法：**將材料洗淨，用 500 毫升水，武火煮滾後轉文火多煮 5 分鐘即可。此茶料可以放回保溫瓶反覆沖泡飲用，連續喝兩天。

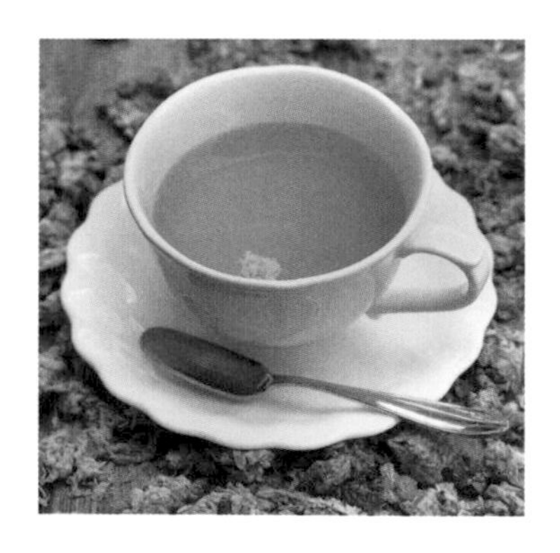

- **功效：**疏散風熱、清熱解毒、清肺潤燥。

三、風濕感冒

夏秋之季，悶熱且濕氣重，容易引發濕邪引起的風濕感冒，伴隨症狀是頭重、全身困重無力、關節疲軟、脾及腸胃功能受影響而引起上吐下瀉等問題。這裡推薦針對暑濕感冒初起的簡易茶療——香薷金銀扁豆花茶，能疏散風熱化濕，舒緩頭昏腦脹、肢體困重等症狀。

✣ 香薷金銀扁豆花茶（一人分量）

- **材料：** 香薷 5 克、金銀花 10 克、扁豆花 10 克、蘆根 12 克、甘草 6 克
- **做法：** 將材料洗淨，用 500 毫升水，武火煮滾後轉文火煮 15 分鐘即可。此茶料可以放回保溫瓶反覆沖泡飲用，連續喝兩天。
- **功效：** 發汗解表、化濕利水、清熱解毒、疏散風熱。

四、體虛感冒

氣虛的人因為本身體質比較虛弱，正氣不足，抵抗外邪能力低，特別於天氣變化或換季時容易患病，反覆感冒。常見症狀是明顯怕冷、鼻塞流涕、頭痛、身體困倦、咳嗽無力。這裡推薦針對體虛氣虛的人，標本兼顧的簡易茶療——參蘇茶，具補充肺氣同時發汗解表的功效。

✣ 參蘇茶（一人分量）

- **材料：**黨參 5 克、紫蘇葉 3 克
- **做法：**先請藥店把黨參研磨為末，把紫蘇葉剪碎，放入茶袋再放入保溫瓶。先用熱開水沖洗一遍，再倒入熱開水，加蓋泡 10 分鐘即可。此茶料能反覆沖泡飲用，連續喝 5 天。
- **功效：**補脾肺氣、散寒解表、宣肺化痰。

中醫小知識

感冒調理小撇步

如果根據體質試過簡易茶療，感冒症狀仍未能好轉，必須由熟識的中醫師跟進。

- 避免吃雞肉、沙拉、水果、瓜菜湯、煎炸油膩咖哩等重口味食物。
- 多喝水或檸檬水，多休息。
- 吃易於消化、清淡而富營養之食物，如白粥、蒸肉餅等，以幫助身體調整腸胃功能，把邪氣逼出體外。

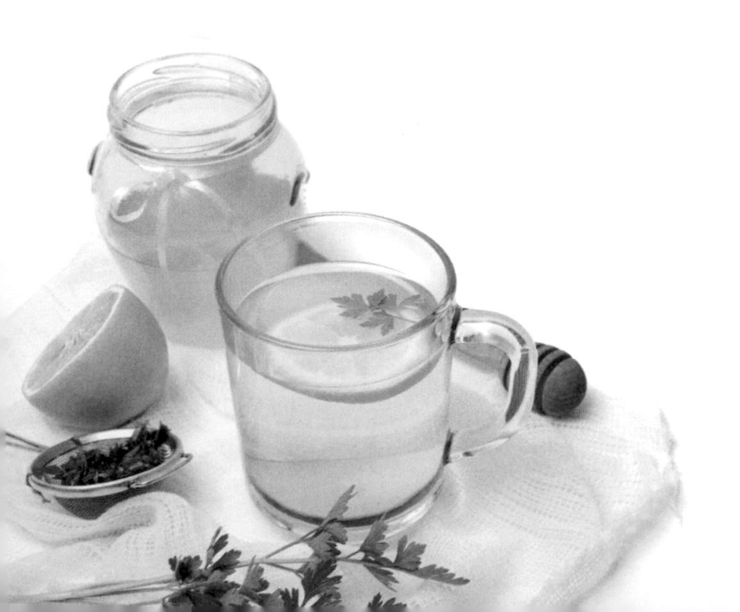

梁醫師分享

運動非亂動

近年非常流行做運動——由密室地下忘我spinning、狂舞鄭多燕，到全城熱捧的馬拉松、鐵人賽等，總之是任何不停流汗的運動就對了。我不否定大家對運動的熱誠，適量運動能讓自己放鬆心情，也能清醒頭腦，但有感很多人總不懂得量力而為、保護自己，只覺得拚命瘋狂地鍛鍊才有效果。所以我不得不一再強調，「平衡」才是關鍵。

中醫認為適量運動能調節呼吸，練氣能幫助推動血的運行，流暢全身。但運動鍛鍊必須循序漸進，量力而為，否則會令身體過度疲勞而受損，好心做壞事。當我跟病人說他們氣血比較虛弱的時候，他們的回應總是問：「是否應該多跑點步？」我都會向他們強調不要過量，要量力而為，尤其是氣虛體質的人，也會建議他們適量地步行、爬山或游泳，較其他耗氣量大的運動更為適合。

順帶一提，拉筋也是運動的一種（瑜伽與皮拉提斯都包含很多拉筋動作），做任何運動的前後也應該花點時間拉拉筋，以減輕運動時勞損的機會以及運動後的肌肉痠軟。適當的拉筋也是塑身、打造修長身形最見效的方法。男性們，以後做激烈的肌肉鍛鍊後，不妨也加入十五分鐘的拉筋，持之以恆必能練到不一樣的肌肉！

這裡推薦簡易茶療陪伴大家做運動。

雙冬茶（一人分量）

- **材料：**百合 9 克、麥冬 6 克、天冬 6 克、蜂蜜適量
- **做法：**把材料洗淨、剪碎，放入保溫瓶，用熱開水泡 15 分鐘。待水變熱後加入蜂蜜即可。此茶料可以反覆沖泡至味淡，之後可隨喜好加入蜂蜜。
- **功效：**補充運動後身體大量流失的水分津液。

血虛型

白面書生型，臉色白，身體較虛弱

血虛型者屬血不足的白面書生型體質。舌苔色偏淡。

此體質容易出現於：氣虛體質的人、白領一族、過度運動或勞累，久病體虛或手術後的人。

你是否屬血虛型體質？
以下是血虛型體質較明顯或常見的症狀，看看你有多少個✓？
□ 心悸，時常會有害怕或噁心的感覺
□ 容易頭暈，腳步虛浮
□ 臉色偏白、沒有光澤，嘴唇色淡
□ 脫髮
□ 指甲容易折斷
□ 手足麻痹，活動後會有改善
□ 皮膚乾燥、癢
□ 月經不調，月經量少、顏色淡紅，嚴重者甚至會停經
有三個✓ 或以上→血虛型

＊一個人可能同時夾雜多種體質，視哪一型的特徵比較明顯，再做適當的調適。

血虛型體質的成因

1. 氣虛體質的人進一步會變成血虛體質。中醫理論認為「血為氣之母」，氣與血有著密切的關係，常互相影響。所以調理血虛，不要一味補血，而要先益氣以能生血。
2. 「久視傷血」，需要長時間集中精神閱讀或注視電腦螢幕的白領族更要留意。
3. 現今社會愈來愈注意運動的重要，但很多人忘記了平衡才是健康之道。過量運動，如兩、三個小時連續做熱瑜伽、單車、馬拉松等流汗消耗體力的運動，反而會過度耗損血液津液，長期演變成血虛體質。

血虛型體質常罹患的文明病和特點

常伴隨臉色偏白，嘴唇色淡，指甲容易折斷，頭髮缺光澤甚至脫髮等症狀。

1. 失眠

多夢而醒，心悸、健忘。

2. 便秘

大便秘結、偏硬。

3. 閉經

月經停閉數月，平時月經量少、色淡紅、質稀。

4. 經痛

經期前或經期後感覺小腹隱隱作痛，按揉或熱敷能舒緩疼痛。平時月經量少、色淡紅、質稀。

5. 頭痛

頭部隱隱作痛 、伴隨頭暈。

6. 眩暈

勞動或勞累時眩暈加劇。

7. 心悸

心悸氣短，頭暈，勞動後會更嚴重。

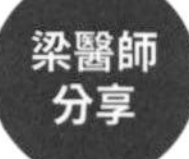

血虛型體質有什麼方法預防脫髮？

導致脫髮的原因很多，在男女身上都會發生。先天遺傳髮質比較幼細或稀薄，生活工作壓力長期處於緊張綳緊狀態，會影響血液運行導致脫髮；女性豐厚的秀髮會因為懷孕生育，荷爾蒙變化，導致產後脫髮。

中醫理論認為「髮為血之餘」、「腎其華在髮」，脫髮跟氣血及腎精的充足與否有很大的關係。氣血旺盛，腎氣充沛的人的毛髮必定會濃密、烏黑亮澤，相反則頭髮早白，容易脫落。所以，總之最重要還是清楚辨證，找出原因，才能準確對症下藥。

血虛體質的人因肝腎兩虛，氣血不足，體內的水液、血液、營養等未能濡養身體臟腑，更無力滋養頭髮，因此會出現頭髮缺光澤，甚至脫髮等症狀。這裡推薦一款簡易食療——黑豆黑芝麻豆漿，有助潤髮烏髮，預防脫髮。

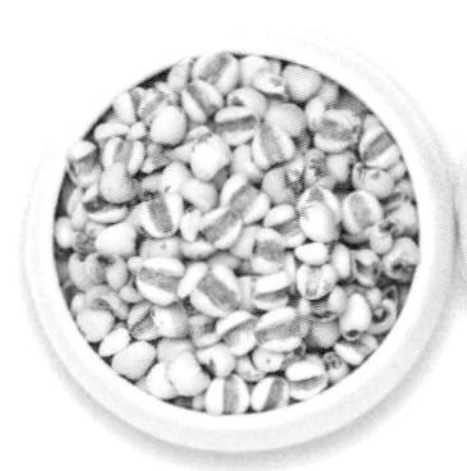
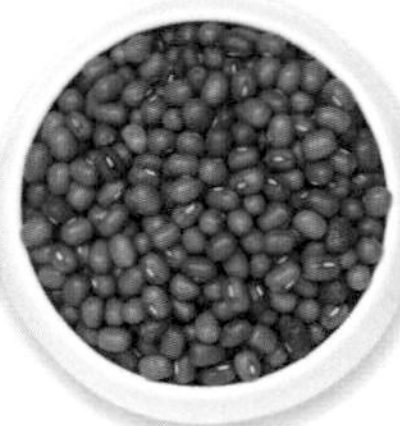
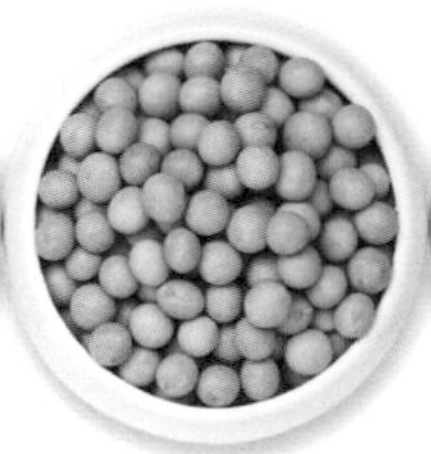
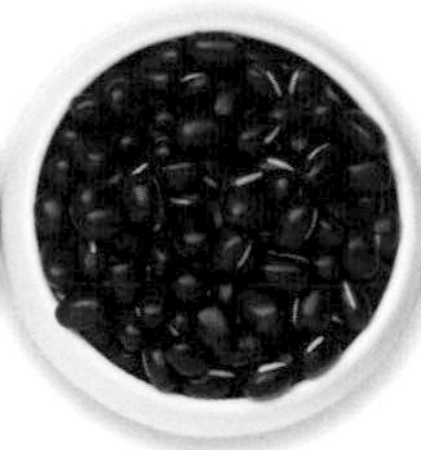
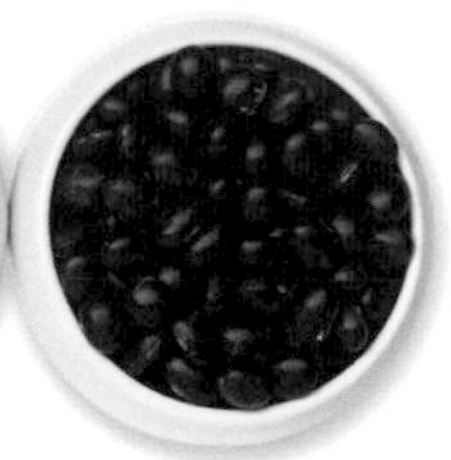

✣ 黑豆黑芝麻豆漿（一人分量）

- **材料：** 黑豆 1 湯匙、黑芝麻粉 2 湯匙、豆漿（或鮮奶） 1 杯、黑糖適量
- **做法：** 用白鑊把黑豆炒至豆皮裂開、搗碎，然後與黑芝麻粉一同加入保溫壺，注入熱豆漿（或鮮奶）拌勻，加入適量黑糖即可。一星期可連續飲用 2 至 3 次。
- **功效：** 行氣活血，能潤髮烏髮，預防指甲折斷等血虛症狀。
- **注意：** 脾虛腹脹，大便稀爛者慎服，尿酸或糖尿病患者不宜服用。

血虛型體質養生小撇步

多吃甜菜根、紅豆、紅腰豆、靈芝等補氣血食物，忌飲或食用生冷之品、油膩難消化的食物。

女性月經前一星期可以喝紅棗龍眼茶。尤其適合平時體虛兼月經量少、色淡紅的人。

✣ 三棗茶（一人分量）

- **材料：** 紅棗 4 枚、南棗 2 枚、蜜棗 1 枚
- **做法：** 全部材料切片去核。將材料以熱開水大略沖洗一遍再放入保溫瓶，注入熱開水泡燙 10 分鐘即可。此茶料可反覆沖泡至味淡，一星期連續飲用 3 至 4 天為一次療程。

- **功效：**補血養顏，能改善臉色偏白，潤髮烏髮，預防指甲折斷等血虛症狀。
- **注意：**有口苦、口乾、口瘡、暗瘡等熱象則不宜飲用。

梁醫師分享

美甲熱潮

各位愛美的女性，必定留意到現在流行的美甲熱潮，美甲店愈開愈多，各國名牌都相繼推出各式各樣的指甲油，顏色款式會「換季」，非常吸引人。但指甲長時間蓋上一層指甲油、貼紙，少了時間休息，更需要好好保養！

尤其是血虛體質的人因肝腎兩虛，氣血不足，體內水液、血液、營養等未能濡養身體臟腑，故常見指甲容易折斷、沒有光澤。所以我建議大家盡量縮短塗上指甲油的時間，一星期就要把指甲油擦掉，停一至兩星期讓指甲有呼吸的時間再去美甲，也可以多塗潤手霜、指甲保護油等。

在中醫角度，如何幫助保養指甲呢？中醫認為肝的主要功能是「主疏泄、藏血」，同時「爪為筋之餘」，爪即指甲、趾甲，都與肝有密切的關係。指甲依賴肝臟精血的濡養，所以指甲能直接反應身體狀況。健康指甲的狀態是堅韌、紅潤帶光澤，反應精血充足；不健康的狀態如血虛體質的人的指甲軟而薄，枯燥沒有光澤，容易脆裂，甚至整片分離，反應了精血不足的問題。

肝的疏泄功能與藏血功能相互影響。生活、工作壓力可以影響肝疏泄的正常運作，氣機不調暢，沒力推動血液，血運行不暢，不能到達肢體末端，同時影響藏血。晚睡傷「陰」，「陰」是體內造血不可缺少的元素之一，「陰」不足，會影響血的化生，導致肝血耗虛，失去濡養的功能，致指甲失養。所以，養指甲先要養血，這裡推薦簡易茶療，具滋陰養血之效。

✣ 丹參百合麥冬茶（一人分量）

- **材料：**丹參 9 克、百合 12 克、麥冬 9 克、蜂蜜適量
- **做法：**將材料洗淨，鍋內注入 900 毫升水，加入材料，武火煮滾後轉文火煮 15 分鐘，再倒入保溫瓶，反覆沖泡飲用，待水變熱後可加適量蜂蜜調味。此茶料能沖泡 3 至 4 次至味淡，之後可隨喜好加入蜂蜜。
- **功效：**滋陰養血、清心安神，使指甲堅韌、富光澤。
- **注意：**女性月經期間不宜服用、孕婦忌服用。

陰虛型

乾燥型，即使多喝水也不解渴，皮膚偏乾

陰虛型者多屬身體偏瘦的乾燥型體質。舌多偏紅、舌體偏瘦薄、少苔甚至無苔或舌上有裂痕。

此體質容易出現於 ： 長期熬夜，嗜辛辣食物的人，久病體虛或手術後的人，更年期的人。

你是否屬陰虛型體質？

以下是陰虛型體質較明顯或常見的症狀，看看你有多少個✓ ？

☐ 眼乾

☐ 體型偏瘦

☐ 臉部烘熱，潮熱盜汗（睡眠中出汗，醒來後汗止）

☐ 手腳心、胸口煩熱

☐ 口乾

☐ 喜歡喝冷飲

☐ 小便偏黃

☐ 大便偏乾，呈顆粒狀甚至便秘

有三個✓ 或以上→陰虛型

＊一個人可能同時夾雜多種體質，視哪一型的特徵比較明顯，再做適當的調適。

陰虛型體質的成因

常因久病、長期熬夜，情志不舒、嗜辛辣使臟腑陰分虧虛，體內的水液、血液、營養等未能濡養身體臟腑。「陰」少了，陽氣相對偏盛，虛熱因此內生，故出現嚴重發熱、盜汗（睡眠中出汗，醒來後汗止）、五心煩熱（兩手心、足心發熱及自覺心胸煩熱）等症狀。

虛熱即陰虛火旺，用火鍋做比喻，陰是湯底、身體是鍋、陽是火。火鍋過了一會，如果不加湯底，湯就會愈來愈少，但是火還是繼續燒，鍋裡面的食物也會燒焦，這時候我們自然會加水而不會只把火關小。這正如陰虛體質者體內的水液（陰）不足，而陽氣偏盛，日常飲食就需以增加身體津液（滋陰）、清虛熱為重。

陰虛型體質常罹患的文明病和特點

常伴隨口乾、眼睛乾、小便偏黃、手足心或胸口偏熱等症狀。

1. 胃痛

胃部隱隱作痛。

2. 失眠

感覺心煩而不能入睡，心悸不安、頭暈、耳鳴、健忘、腰痠、夢遺、盜汗等。

3. 便秘

大便偏乾，或會呈顆粒狀。

4. 閉經

月經量少而漸至停閉，臉色潮紅，盜汗 。

5. 不孕

平時月經不調，月經量少，色淡紅，體型偏瘦。

6. 頭痛

頭痛常伴隨頭暈 、腰痠 、耳鳴等。

梁醫師分享

陰虛型體質於秋冬時會覺得特別乾燥，有什麼方法舒緩？

中醫理論認為肺臟的生理特性是「喜歡」潤澤、「討厭」乾燥。所以燥邪最容易傷及肺臟，加上「肺外合皮毛」，故秋冬季容易出現乾咳無痰、口鼻乾燥等呼吸道病變以外，皮膚也容易遭殃而乾裂，誘發皮膚敏感的發生。

陰虛型身體缺水乾涸，一到秋天更易耗損津液，特別容易感到口乾舌燥、皮膚乾燥，心情也會煩躁不安。想舒緩這些症狀，可飲用黃耳蘋果糖水潤燥，而感冒過後感覺咽喉、鼻腔乾燥也適合服用雪耳以滋潤身體。但注意煮糖水時要少放冰糖，因糖會生熱，更不利於陰虛體質的人。

✣ 黃耳蘋果糖水（一人分量）

- **材料：**黃耳 2 塊、紅蘋果 1 個、南北杏 40 克、冰糖少量
- **做法：**
  1. 黃耳用清水浸泡約半天直到變軟，去蒂洗淨備用。
  2. 蘋果洗淨外皮，切小塊，去芯備用。
  3. 將材料用 6 碗水以武火煮滾，調小火煮約 40 分鐘到黃耳變軟，糖水有膠質感覺，再加入冰糖煮溶即可。黃耳應伴糖水同時飲用。
- **功效：**滋陰潤肺，潤膚佳品，老少皆宜，於秋冬等乾燥季節能滋潤臟腑、皮膚及咽喉。

陰虛型體質養生小撇步

飲食宜清淡，多喝湯、粥品。多吃滋陰食物如百合、沙參、玉竹、海底椰、雪耳、花旗參、石斛、雪梨等。

忌辛辣、油膩香口、偏熱性食物。少喝奶茶、咖啡。

忌晚睡熬夜。

簡易穴位按摩

- **補腎疏肝、健脾祛濕 ： 三陰交穴**

  位於小腿內側，足內踝骨頭上方約四隻手指位置。

  注意 ： 孕婦、女性月經期間慎用。

- **清熱、補腎、強腰背膝蓋 ： 太溪穴**

  腳內踝高點與跟腱之間的凹陷處。

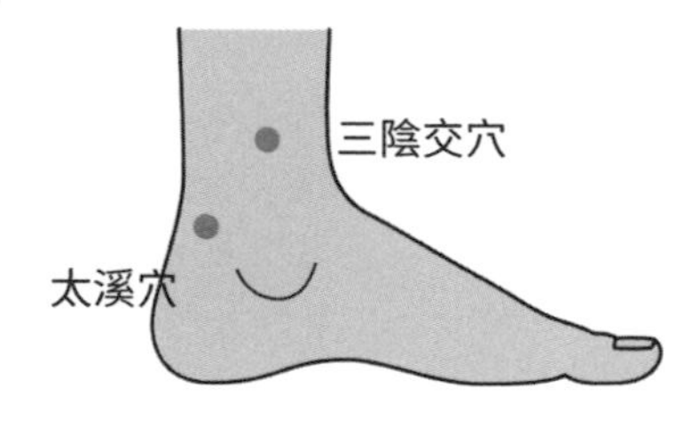

* 分別按壓約 2-3 分鐘。

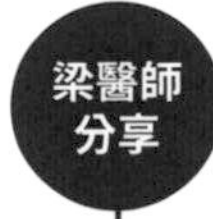

秋・防燥

前陣子在街邊看到我喜歡吃的花生糖，於是也買了包來滿足自己。但我忘記了自己本身容易上火，晚上更不是早睡一族，吃了五、六塊糖，隔天身體已經跟我表態——便秘了。都怪自己不小心，沒有在意那時正值秋季，乾燥無比。所以在這裡也提醒各位，秋天乾燥，湯品可多放百合、石斛、杏仁、海底椰、雪耳等潤肺的食材，花生、煎炸油膩等熱性食物都是少吃為妙。

中醫理論認為過分的乾燥就會成為燥邪，燥能抽乾身體裡的津液，令身體失於濡潤。所以這季節陰虛體質的人也特別多呼吸系統的問題，皮膚、嘴唇容易乾裂、嘴巴咽喉特別乾渴，也會因為腸道津液的減少而形成排便困難。

這裡推薦養陰清熱的簡易茶療，秋天嘴巴乾、眼睛乾澀、渾身枯燥的時候飲用就最適合不過！

✣ 花旗參石斛茶（一人分量）

- **材料：**花旗參 2 克、石斛 9 克、麥冬 6 克、冰糖適量
- **做法：**把材料洗淨，加入 900 毫升水，開武火至水滾後轉小火煮 40 分鐘。最後加入適量冰糖即可。此茶煎煮後效果更顯著，之後可以放保溫瓶繼續反覆沖泡至味淡。
- **功效：**養陰清熱、潤燥補肺。

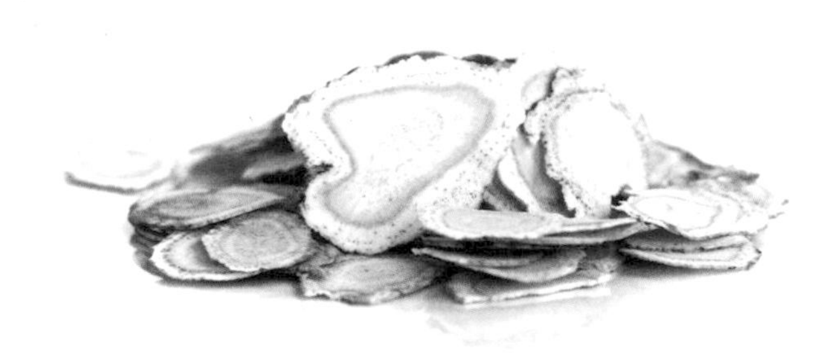

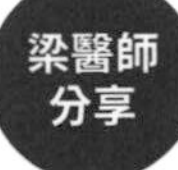

BBQ 後遺症

秋風送爽，一群朋友到郊外BBQ，呼吸新鮮空氣最暢快不過。但秋天乾燥無比的「燥」，加上一邊坐在火爐邊被烤的「燥」，還有一邊吃燒烤食物的「燥」，三個「燥」加起來對大家——尤其是陰虛體質的人來說是相當大的損害呢！

之前提及中醫理論認為過度的乾燥就會成為燥邪，燥會令身體裡的津液被抽乾，所以BBQ過後我們總會感覺口渴，甚至有咽喉痛、聲音沙啞、乾咳，或痰中帶血絲、大便乾結等陰虛的症狀。

所以我每次與家人朋友BBQ時都自備簡易花茶飲用，總比市面上買到的清熱飲品效果好，除了可以自備雪梨水，這裡也推薦一款簡易的清熱花茶。

澎大海菊花茶（一人分量）

- **材料：**澎大海 2 顆、杭菊花 10 朵、甘草 2 片、蜂蜜適量
- **做法：**將材料以熱開水大略沖洗一遍再放進保溫瓶，注入熱開水泡 15 鐘即可。可加入適量蜂蜜調味。此茶料可反覆沖泡至味淡。
- **功效：**清熱利喉，舒緩口乾、咽喉痛等燥熱症狀。

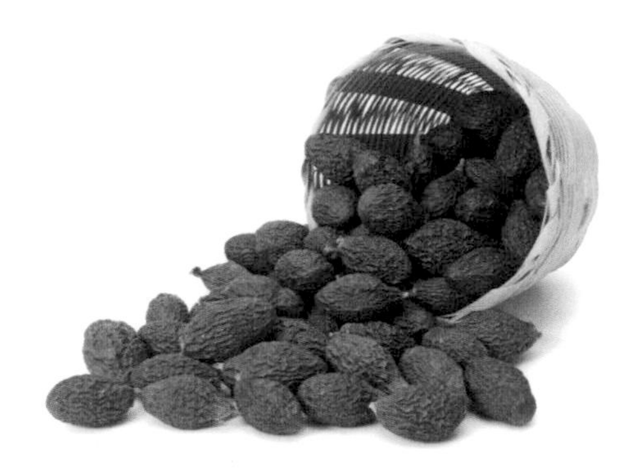

陽虛型

嚴重怕冷型，畏寒喜暖

陽虛型者屬陽氣不足，未能溫暖身體，嚴重怕冷型體質。唇色偏淡，舌頭伸出後比嘴巴肥大，舌邊有齒痕，苔潤。（齒痕是因為氣虛，舌頭會變肥大，壓到牙齒因而形成。）

此體質容易出現於 ： 氣虛體質或長期飲食不節或嗜食生冷，久病體虛或手術後的人。

你是否屬陽虛型體質？
以下是陽虛型體質較明顯或常見的症狀，看看你有多少個✓ ？
□ 四肢及身體冰冷
□ 口淡，不想喝水
□ 嚴重怕冷
□ 嗜睡，常常提不起勁，懶惰不願動
□ 凌晨時分容易腹瀉
□ 臉色偏白
□ 自汗（不因外界環境影響而於日間頻頻出汗，勞動後更為嚴重）
□ 小便量多，小便時間長
□ 大便稀爛或大便內有未消化食物
□ 腫脹、偏浮腫
有三個✓ 或以上→陽虛型

＊一個人可能同時夾雜多種體質，視哪一型的特徵比較明顯，再做適當的調適。

陽虛型體質的成因

陽虛體質多由氣虛體質進一步發展而成，可以是因為先天的不足，但也因都市人後天長期飲食不節、過食生冷、工作過度勞累、多思慮，損傷了體內陽氣而形成。陽虛有如油燈缺少了燈火一樣，溫暖身體的熱能不足而生寒。陽虛型症狀比氣虛型嚴重，更為怕冷。

陽虛型體質常罹患的文明病和特點

常伴隨體質虛弱，嚴重怕冷，手腳冰冷，腰腿痠軟等症狀。

1. 胃痛

胃部隱隱作痛，喜溫喜按，空腹痛甚，得食痛減。嘔吐清水而無食物，食慾差，神疲乏力，甚則大便溏薄。

2. 便秘

大便排出困難，小便清長，腹中冷痛，或腰脊痠痛。

3. 經痛

經期中或經後小腹冷痛，喜按，熱敷後痛減少。月經量少、色黯淡、質稀。

4. 閉經

年過十八尚未行經或月經週期不斷延遲，量逐漸少至閉經。

5. 不孕

平時月經週期延遲，月經量少、色黯淡、質稀或閉經。

6. 肥胖

體型肥胖，臉部浮腫，常神疲乏力、氣短、腹脹、大便多稀爛，自汗多，夜頻尿繁。

7. 頭痛

頭痛及頭顱感覺空洞，伴耳鳴、頭暈、神疲乏力。

梁醫師分享

陽虛型冬天常手腳冰冷，有什麼方法保暖散寒？

手腳冰冷的原因有兩種，氣滯體質的人陽氣被鬱住不能伸延至四肢尖端，所以身體溫暖但四肢感覺冰冷。緊張的時候尤其嚴重，所以有些人演講或面試緊張時會雙手發冷；而陽虛型則因為陽氣根本不足，故不能溫暖四肢，甚至連軀幹也感覺冰冷。

陽氣有如體內一個小火爐，天氣寒冷自然會消耗更多火種，陽氣也容易被消耗，所以要保持溫暖就要保護陽氣：

- 穿保暖衣物，非常愛美也不要於寒冷天氣下穿短褲或露手臂。
- 辦公室或袋子裡常備圍巾一條。
- 室溫不要過低，有需要開暖氣恆溫。
- 多吃米飯、熱食，少吃寒涼之品。

這裡推薦散寒足浴方，適合用於舒緩氣滯型和陽虛型的下肢寒冷，或做冬天日常保健，加強氣血循環。

散寒足浴方

- **用料：**桂枝、紅花、川椒各 9 克、生薑 3 片
- **做法：**把藥材放入一盆熱水，大火煮 10 分鐘。然後倒入盤中，加入適量冷水。浸泡雙腳 15 至 20 分鐘。每晚睡前泡，連續 3 至 5 天。
- **功效：**能幫助散寒除濕，行氣活血，溫經通絡。

陽虛型體質養生小撇步

多吃溫暖食物，夏天適量曬太陽，冬天適量進補，如服用高麗參、靈芝、蟲草花、舞茸菇、羊肉、生薑等。

忌吃冰淇淋、螃蟹、西瓜、柿子、生冷食物及喝冷飲。

✣ 紅白米薏仁水（一人分量）

- **材料：**紅米 3 湯匙、白米 1 湯匙、生薏仁 1 湯匙
- **做法：**把材料沖洗好。鍋中加入約 1000 毫升水，放入材料，以武火煮至水滾，改文火煮 20 至 30 分鐘，水變米白色即可。只喝米水，並要即日飲用，不能放過夜。
- **功效：**滋養身體，健脾補氣。一家大小皆適合飲用，幫助消化及補充營養，增強體力，尤其適合腹瀉後或病後體力需恢復的人。血糖高者忌服。

簡易穴位按摩

- **培元固本、補益肝腎 ： 關元穴**

（人身元陰元陽收藏之地）

位於肚臍底下 3 吋。

指腹用力均勻按壓以關元穴為中心的小腹部，按壓時應先排空小便，每次按壓 15 分鐘。晚上臨睡半小時按壓，效果最佳。

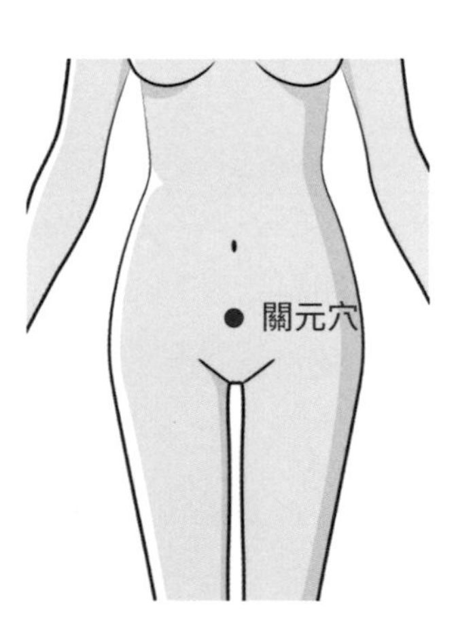

●**開竅寧神、補陽：百會穴**

位於雙耳尖直上，頭頂正中。

* 按壓約 2-3 分鐘。

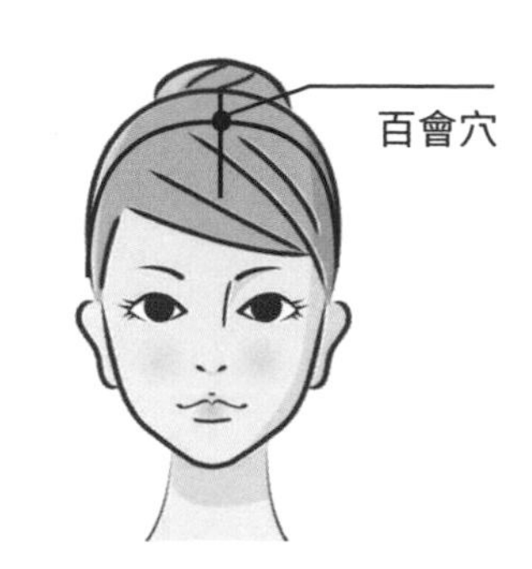

●**寧神開竅：湧泉穴**

位於足底部凹陷處。

* 按壓約 2-3 分鐘。

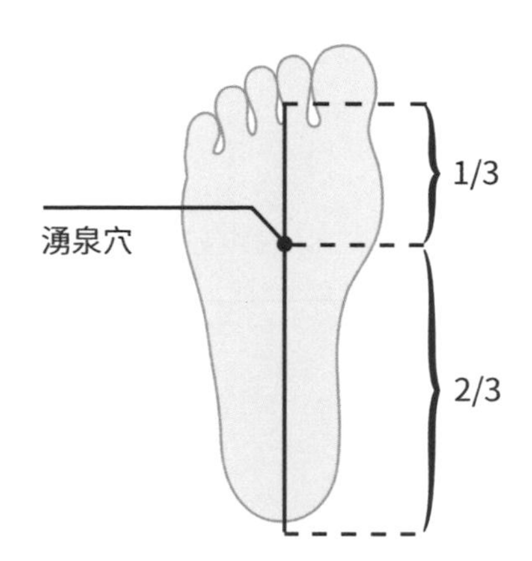

●**健脾胃、溫陽：神闕穴**

位於臍正中。

* 此穴位只供艾灸。

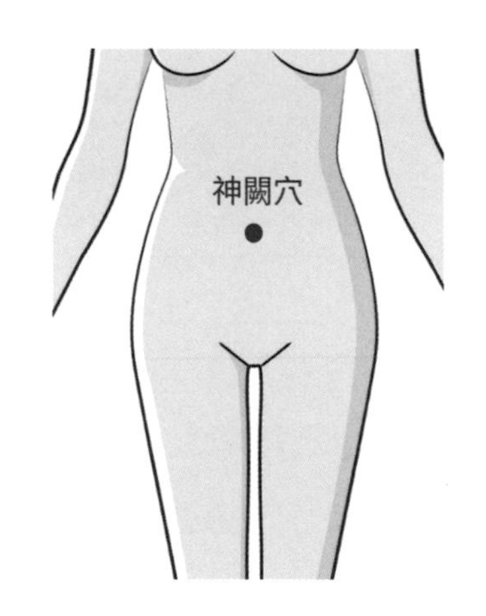

艾灸

艾灸的原理是以灸火的溫熱性刺激經絡四個穴位，尤其適合陽虛體質的人。

做法 ： 將艾條的一端點燃，對準以上穴位，離開皮膚約一吋左右慢慢盤旋，使皮膚有輕微溫熱感覺為宜。灸約 3 至 5 分鐘即可。

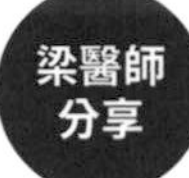

冬・要補

在冬天的街上走著，冷風迎臉送上，空氣也多了一份寒冷感。原始的動物會順應天氣，踏入冬季就「冬眠」。冬季時我們也要回歸原始，養精蓄銳，好好為自己進補調理。

中醫理論認為人應該順應自然界的規律生活，也就是「春生、夏長、秋收、冬藏」。一年四季中，冬天的三個月是一個非常重要的養生時機。經過秋天「收」的調整，冬天就應該完全進入修復、儲藏狀態。中醫的腎臟乃「先天之本」，是人體元氣的根本，元氣不足，也是抵抗力低的原因，所以冬天補腎，是陽虛型體質回復抵抗力的關鍵。

此時陽虛型體質飲食宜補而不燥，養陰清潤——花旗參、石斛、燕窩、枸杞、龍眼乾、大棗、核桃、骨湯、雞湯都是冬季可以經常服用的食品。這裡推薦一道簡易茶療，為大家補腎益精，此茶適合經常用腦，皮膚乾燥，臉色欠光澤的人飲用。

✣ 黑芝麻核桃龍眼茶（一人分量）

- **材料：** 黑芝麻 6 克、核桃 10 克、龍眼乾 10 克
- **做法：** 黑芝麻、核桃用小火略炒至有香味，龍眼乾洗淨切碎。將材料放入鍋子，注入900 毫升水，以武火煮滾後調文火煮 10 分鐘，倒進保溫瓶，泡 5 分鐘即可。
- **注意：** 此茶偏溫性，濕熱的人忌服。

體質與性格一樣，不止黑與白。你的外表可以很強悍，內心卻可以很軟弱。你的體質也可以夾雜了不同類型的特徵，不能單純地被區分。這時候就需要看看你哪一型的特徵比較明顯，再做適當的調適。而針對八個不同體質，再配合不同的養生調理方法，就是改善健康問題的關鍵。

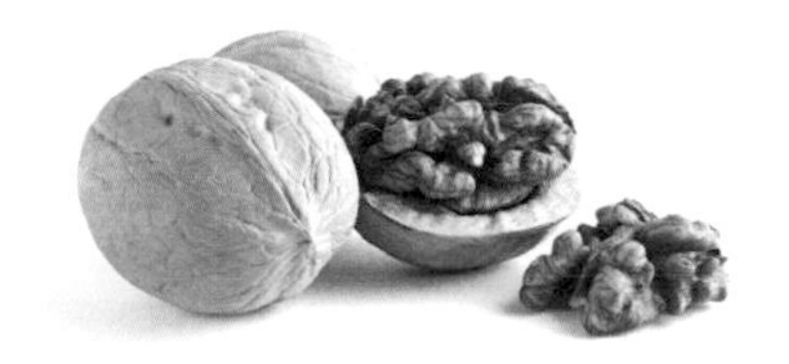

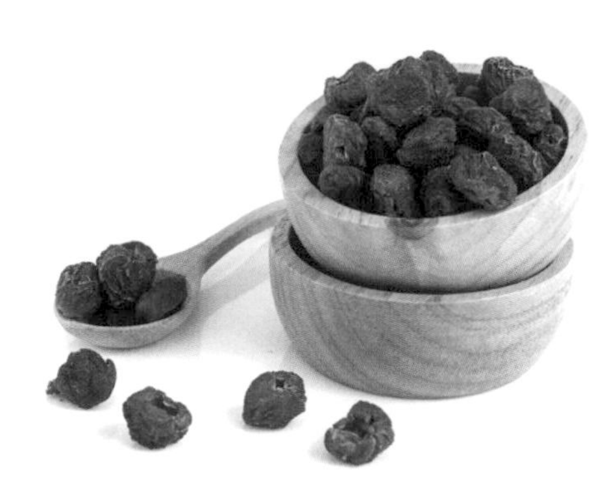

體質與常見文明病關係一覽表

	實				虛			
常見文明病	氣滯	血瘀	痰濕	濕熱	氣虛	血虛	陰虛	陽虛
頭痛	●	●	●			●	●	●
失眠	●		●	●	●	●	●	
胃痛	●	●		●			●	●
便秘	●				●	●	●	●
肥胖			●					●
經痛	●	●		●		●		●
白帶			●	●				
不孕	●	●	●				●	●
粉刺				●				
濕疹				●				
閉經	●	●	●			●	●	●
頻尿、漏尿					●			
哮喘					●			
腹瀉	●		●					
頭暈					●	●		
心悸						●		

中醫小知識

看大便，知身體

「大便好嗎？」這是大家看中醫必定被問到的問題。到底這問題背後有什麼意義？其實大便正常與否，能直接反應身體的內在狀況。所以大家沖水前應多花一、兩秒看看大便形態，懂得看，就能大略知道當下自己的身體狀況。

大便形態及背後意義

大便類別	解說	提示
硬	一粒一粒如羊屎狀、乾硬，要費很大力氣才能排出。	最近晚睡了吧？少喝了水？
軟	質地軟如冰淇淋，不散爛，容易排出。	生冷食物要先忍忍，飲料起碼也要點「少冰」吧！
成形	成條狀，不散爛。	很好，繼續加油！
不成形	軟而不成條狀，大便稀薄，甚至散爛。	這種狀況維持一陣子了吧！是否午後都特別容易疲倦？這不是衰老的徵兆，但也是時候正視了，看看熟識的中醫師吧！
大便不乾淨	感覺還有大便未排出，或沖廁時馬桶有黏住的大便漬。	很多應酬嗎？飲食方面放肆了，酒也多喝了吧？是時候戒戒口，吃清淡點。
大便中混雜未消化的食物		消化系統罷工！是時候正視了，看看熟識的中醫師吧！

第二部

60道
適合繁忙都市人的
簡易湯品

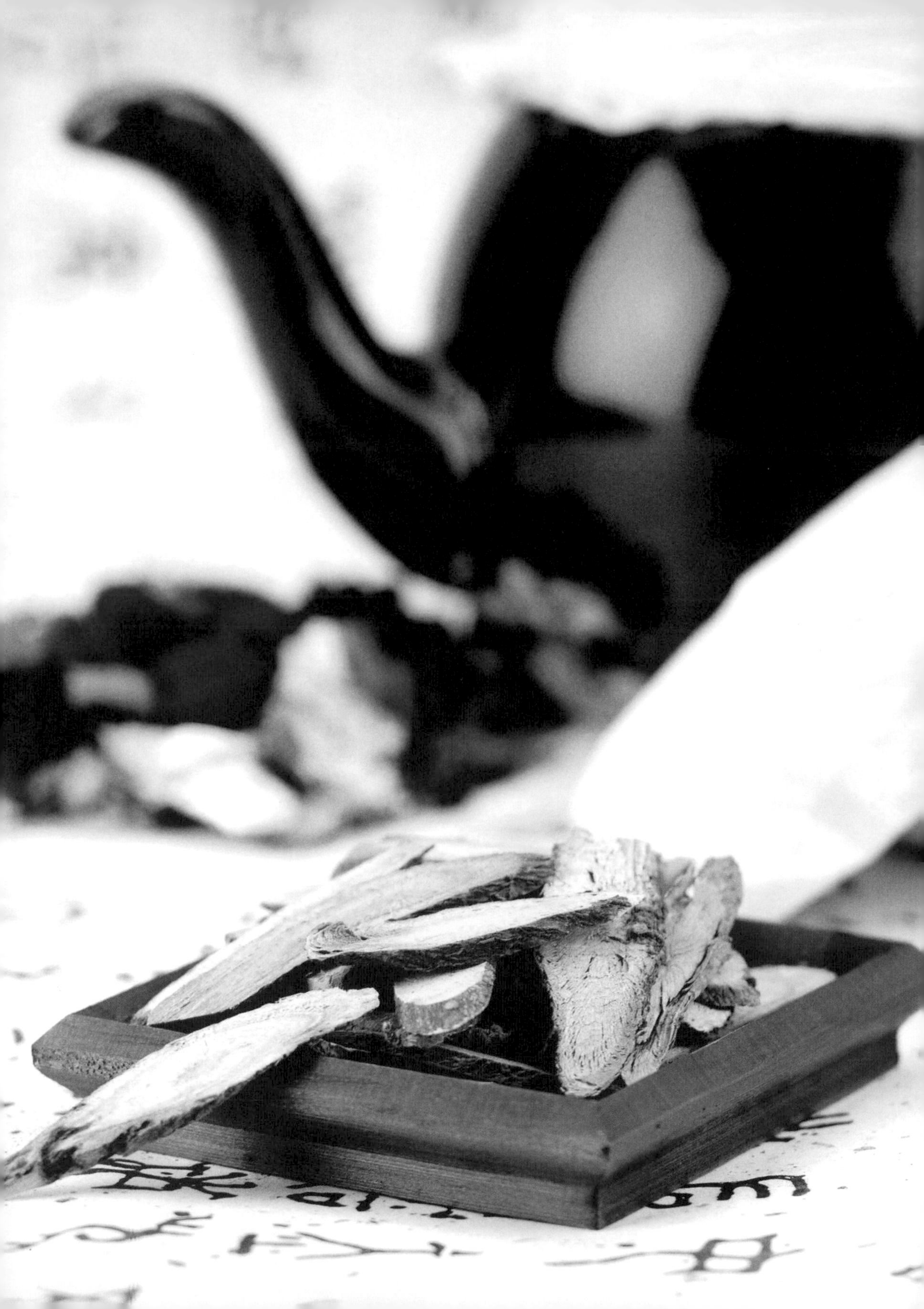

第三章｜從飲食改善體質

了解到自己的體質之後，有什麼方法可以改善呢？其實飲食就是改善體質的不二法門！中醫學認為「上醫治未病」，預防勝於治療。依據自己體質來選擇吃什麼、不吃什麼非常重要！所以，針對八個不同體質，我們設計了六十道美味湯品，烹調簡易方便。只要根據自己體質每星期飲用兩至三次，就能幫助你調理體質，改善健康問題！

大家應先以中醫理論根據體質特徵為自己做一個簡單「起底」，再了解食物的性味及功效，然後預備適合自己的保健湯品，從而改善體質，遠離文明病。

烹調保健湯品要訣

1.湯品材料分量十足固然重要，瓜菜可以多放，藥材則不宜過量。普遍一至三人分量的湯品，藥材只需放 10-30 克就可以了。

2.湯品能養生，但老火湯卻不宜每天飲用。因為老火湯煲煮的時間較長，食物中許多營養都遭到破壞，並易熬出肉類或骨頭內脂肪，湯底油膩，小孩及長者尤其難消化，所以我會建議多喝煲湯、滾湯及藥材用量少的簡單湯品，較溫和清淡，既能保健，也適合一家大小飲用。

3.習慣每天煲湯的家庭，宜選擇屬性較平和的藥材，以及多種體質都適合的食材如蓮子、百合、淮山、芡實、沙參、玉竹、白扁豆、生熟薏仁、雪耳、黃豆、赤小豆等。

4.環境偏悶熱、潮濕時，藥材若只以原本包裝袋存放於櫥櫃，會較易長蟲，建議大家把常用或「看門口」的藥材存放玻璃食物盒中，再騰空冰箱一層來存放保鮮。

5.每次逛街時順道買一斤瘦肉及兩斤豬肩胛（或其他煲湯骨）。把瘦肉及骨頭都汆燙，就每次煮用的分量以保鮮紙或食物袋分裝，最長可存放在冷凍庫 1-2 星期。這樣每次要煲湯時都可直接從冰箱拿，方便省時間。

6.本書介紹的湯品一年四季都適合飲用，具不同保健功效，因性質溫和，倘若喝錯了不適合自己體質的湯也無大礙，但當然最好因應個別體質特徵飲用湯品，才能達至最佳的食療功效。

7.改變日常的生活飲食習慣慢慢調理，總比短暫的中藥治療好，要謹記健康之道是平衡。湯品只是做日常養生保健的參考，大家必須注意自己體質與健康狀況飲用，也不能代替藥物治療及醫生的診治。如有任何問題請諮詢註冊中醫師。

煲湯新手詞彙

汆燙

把食材放入沸水中片刻，透過水的熱力燒煮食材，以去除肉類血水、腥味和部分油脂。

文火

火力小而緩。

武火

火力大而猛。

基本煲湯方程式

老火湯

材料洗淨備用。鍋子加入水 2500 毫升，冷水加入材料，調武火煮至水滾，調文火煮 3 小時。

煲湯

材料洗淨備用。鍋子加入水 2000 毫升，冷水加入材料，調武火煮至水滾，調文火煮 1.5-2 小時。

滾湯

材料洗淨備用。鍋子加入水 2000 毫升，冷水加入材料，調武火煮至水滾，調文火煮 15 分鐘。

按體質挑選食材或煲湯有什麼基本原則？

五穀雜糧、玉米、番薯、花椰菜、蓮子、百合、淮山、熟薏仁等一般食材性質較平和，人人都適合，但瓜類、海帶、菇類、豆腐則偏寒，經常臉色青白、手腳冰冷、愛喝溫水的偏寒體質的人，不宜每日進食。而臉色較紅、怕熱、口苦、眼乾、容易口乾、有便秘的偏熱的人則不宜經常溫補，故少用紅棗、枸杞、龍眼乾等熱性藥材入湯。

如果一家五口體質都不同，豈不是要煲五鍋湯？

其實不然，大家可參考以下湯品與體質配搭表，不同的湯品也適合多種體質飲用，煲湯時可視家人的身體狀況做配搭：

適合湯水 \ 體質	氣滯	血瘀	痰濕	濕熱	氣虛	血虛	陰虛	陽虛
氣滯	●	●	●	●			●	
血瘀	●	●	●				●	
痰濕	●	●	●	●	●	●		
濕熱	●			●				
氣虛					●	●		●
血虛					●	●		●
陰虛	●	●					●	●
陽虛					●	●	●	●

分清楚煲湯食材，切忌亂補

「紅豆、赤小豆不是一樣的嗎？」「人參、高麗參、花旗參和太子參有什麼分別？」「感冒時真的不能喝雞湯？」應診時常有病人提問一些關於煲湯食材的問題，原來很多人會誤把名字或外表相似的食材混淆，也有很多人以為雞湯、人參湯滋補就胡亂飲用。其實要預備烹調適合自己的保健湯品，必先分清楚不同食材的功效和禁忌，分析自己身體狀況和體質，才能「對症下藥」幫助調理體質，否則只會浪費食材的功效之餘，對身體更有害無益。

Q1：烏雞、鵪鶉和雞的功效有什麼分別？感冒時真的不能喝雞湯？

雞

性溫。能補益氣血，暖胃。感冒期間或濕熱、痰濕體質不宜食用。體質虛弱、久病後、產後做補品宜適量食用。

鵪鶉

又稱「動物人參」，性平。容易被消化吸收，能健脾助消化，滋補肝腎。適合孕婦、產婦、老人、體弱者服用。

烏雞

又稱「烏骨雞」，性平。能滋陰清熱，補肝益腎。適合陰虛體質的人食用。

切忌以為雞湯滋補就胡亂飲用，若平常感覺身體有熱症如口苦口乾、喉嚨痛、眼乾、長口瘡、暗瘡等或感冒的人都不應該喝雞湯，寧以鵪鶉代替。而陰虛體質的人則適宜以烏雞煲湯飲用。

Q2：人參、高麗參、花旗參、太子參都有補氣的功效，那有什麼分別？

人參

性微溫。有大補元氣、生津止渴、安神等功效。適合陽虛、氣虛、血虛體質。

高麗參

與人參功效一樣，只是產地不同。

花旗參

又稱西洋參，陰虛有火的人適用，能舒緩晚睡而引起的心煩口渴、小便量少色黃、大便偏乾、口乾等虛熱症狀。

太子參

性平，與花旗參一樣都能補氣養陰、生津止渴，但功效不及花旗參強，小兒或不宜溫補的人較適宜用太子參。

四種參類皆能補氣，但針對的體質狀況有所不同，要小心選擇，切忌亂補。

Q3：紅棗、南棗、蜜棗有什麼分別？

紅棗

把鮮棗烘至皮軟後再曬乾，能補氣養血安神。適合氣虛、血虛體質。

南棗

把鮮棗以熱水煮過才曬乾，再以木柴燻過，能滋陰補血。適合陰虛、血虛體質。

蜜棗

把大青棗割多次後再以白糖煮才曬乾，能生津潤燥。適合各種體質。

把紅棗、南棗、蜜棗合起來炮製三棗茶有補氣血的功效。痰濕、濕熱、陰虛體質及容易消化不良的人不宜食用。

Q4：雪耳、黃耳、木耳、白背木耳有什麼分別？

雪耳

又稱白木耳、銀耳。性平，能滋陰潤肺，補脾胃，是潤膚佳品，老少咸宜。感冒中、痰濕及濕熱的人不宜食用。

黃耳

性平，滋陰潤肺，補脾胃效能更勝雪耳。感冒中、痰濕及濕熱的人不宜食用。

木耳

又稱黑木耳。性平，能涼血、活血。適合濕熱肥胖及血瘀體質的人。大便稀爛者慎服。

白背木耳

性平，跟黑木耳一樣能涼血、活血，另更有潤腸通便的功效。適合濕熱肥胖及血瘀體質的人。大便稀爛者慎服。

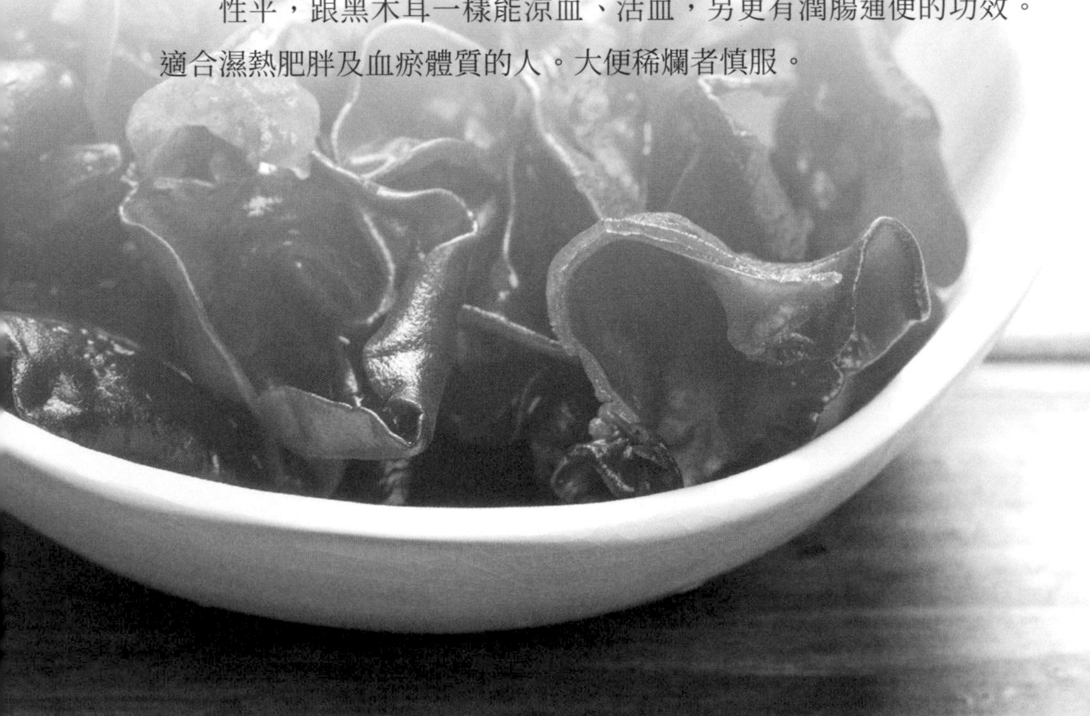

Q5：生熟薏仁、洋薏米有什麼分別？是否皆有健脾祛濕的功效？

生薏仁

性涼，能清熱健脾化濕，消腫排膿。適合痰濕、濕熱體質的人服用。注意孕婦、尿頻、便秘的人慎服。

熟薏仁

性平，熟薏仁經炒熟作用溫和，以健脾為主。適合氣虛、血虛、陽虛、痰濕、濕熱體質的人服用。孕婦必須要根據自己體質或詢問過中醫師才能食用。

洋薏米

又稱珍珠麥。是磨去穀皮的大麥，能健脾和回乳。療效不大，普遍適合各種體質的人服用。

生熟薏仁多做健脾祛濕的湯品藥材，而洋薏米則沒有此功效。

Q6： 紅豆、赤小豆有什麼分別？

赤小豆

性平，能利水祛濕，消腫解毒。適合痰濕或濕熱體質的人食用。

紅豆

性平，一般能補血。適合氣虛、血虛、陽虛等體質的人食用。

因為外表相似，赤小豆與紅豆很易被混淆。赤小豆外型細長，呈暗紅色 ；紅豆則較圓渾，顏色較鮮。兩者的功效大為不同，赤小豆粥能祛濕，紅豆沙就不能了 ！

Q7：茯苓、土茯苓有什麼分別？

茯苓

性平。健脾滲濕，安神。適合各種體質的人。

土茯苓

性寒。解毒祛濕，通利關節。適合濕熱體質的人。

茯苓通過健脾而幫助運行水液，達至祛濕的功效。土茯苓可清熱解毒祛濕，尤其有助於通利關節、強筋骨，卻不宜做日常保健飲用，煲湯時應根據身體情況而進行加減。

Q8：冬蟲夏草、蟲草花有什麼分別？

冬蟲夏草

性溫，名貴中藥材，能補腎，潤肺益氣，止血化痰。適合氣虛、血虛、陽虛體質的人。身體有偏熱症狀如口乾、口苦、長口瘡、便秘等都不宜服用。

蟲草花

性平，補益功效不及冬蟲夏草，但都有滋肺補腎、抗衰老等作用。適合各種體質的人食用。

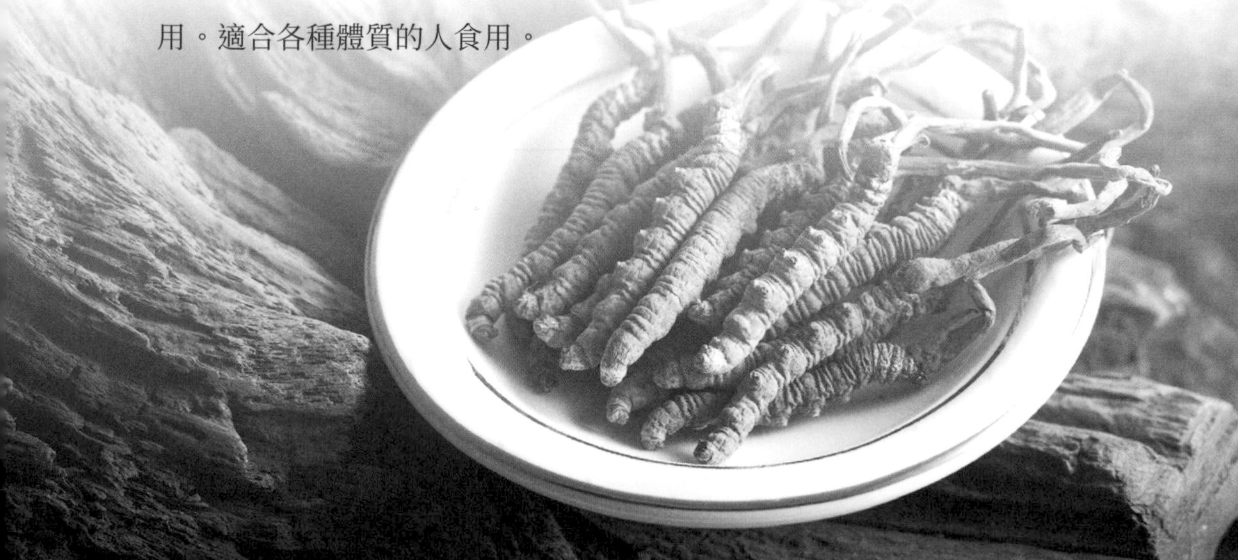

Q9：佛手、佛手柑、佛手瓜有什麼分別？

佛手

又名佛手柑，曬乾或陰乾為藥材，與佛手瓜一樣都有疏肝解鬱、理氣和胃的功效，另可燥濕化痰，適合容易胃部不適或胃脹，以及氣滯、痰濕體質的人食用。

Q10：玉竹和海玉竹有什麼分別？

玉竹與海玉竹兩者都有有養陰潤燥、生津止渴功效，適合陰虛體質的人或長期熬夜，出現口乾、皮膚乾燥等偏熱症狀時服用。注意容易腸胃不適及氣滯、痰濕體質的人不宜服用。海玉竹則更可補氣、健脾與補腎。味道較佳，但售價稍貴。

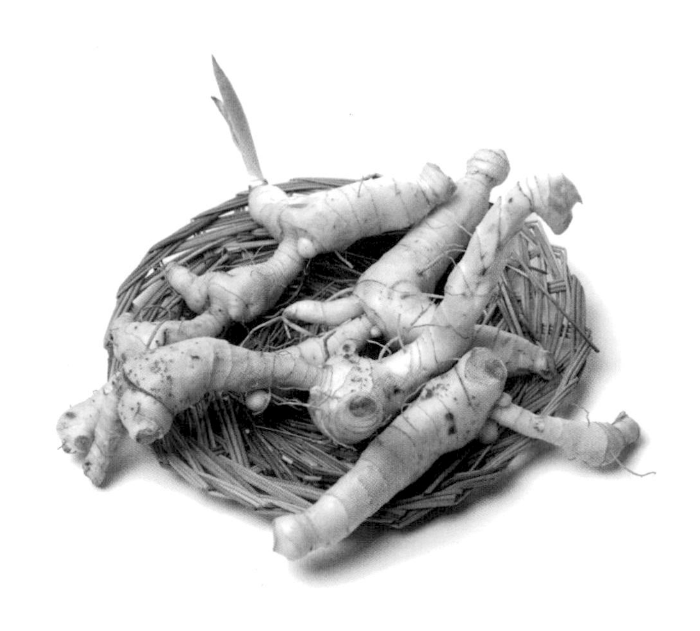

第四章

每日一湯
調理體質

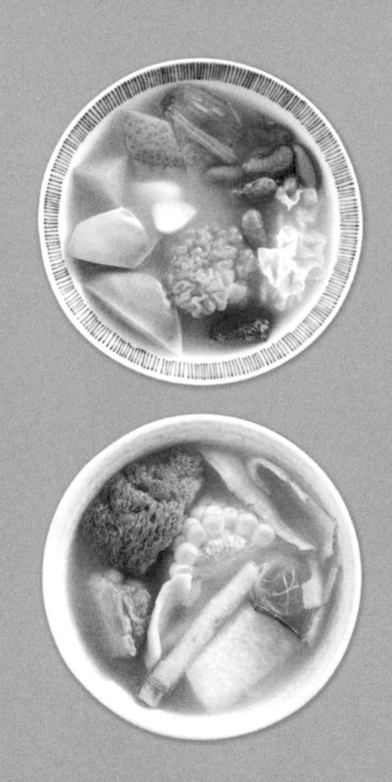

註：以下湯品皆為一至三人分量

氣滯體質

宜多選擇疏肝理氣、安神解鬱的食材，如佛手、猴頭菇、蓮藕、五指毛桃、百合、蓮子、陳皮、絲瓜、白蘿蔔、芡實、玫瑰花、茉莉花和九層塔等。

氣滯體質十大常備煲湯食材

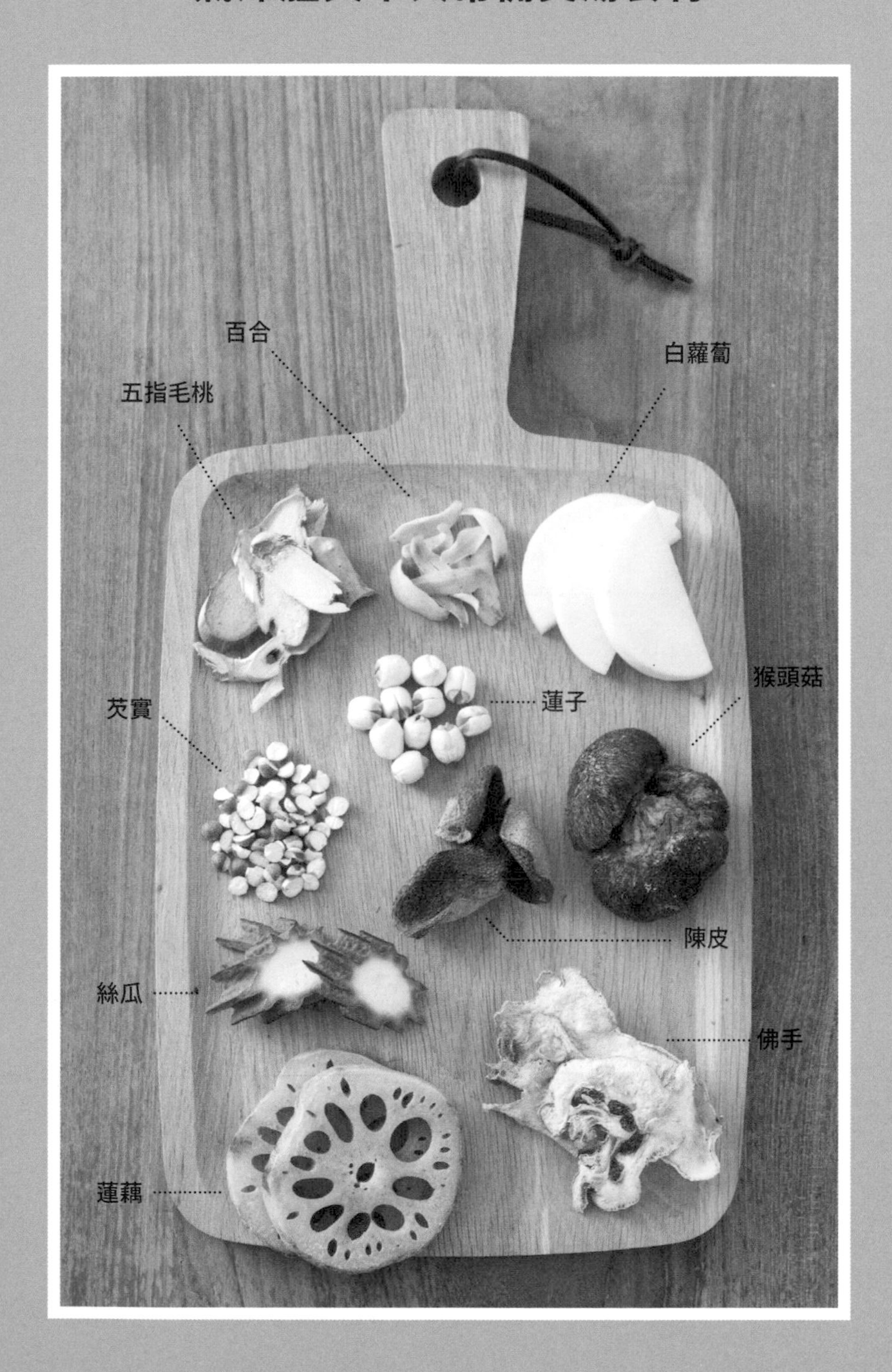

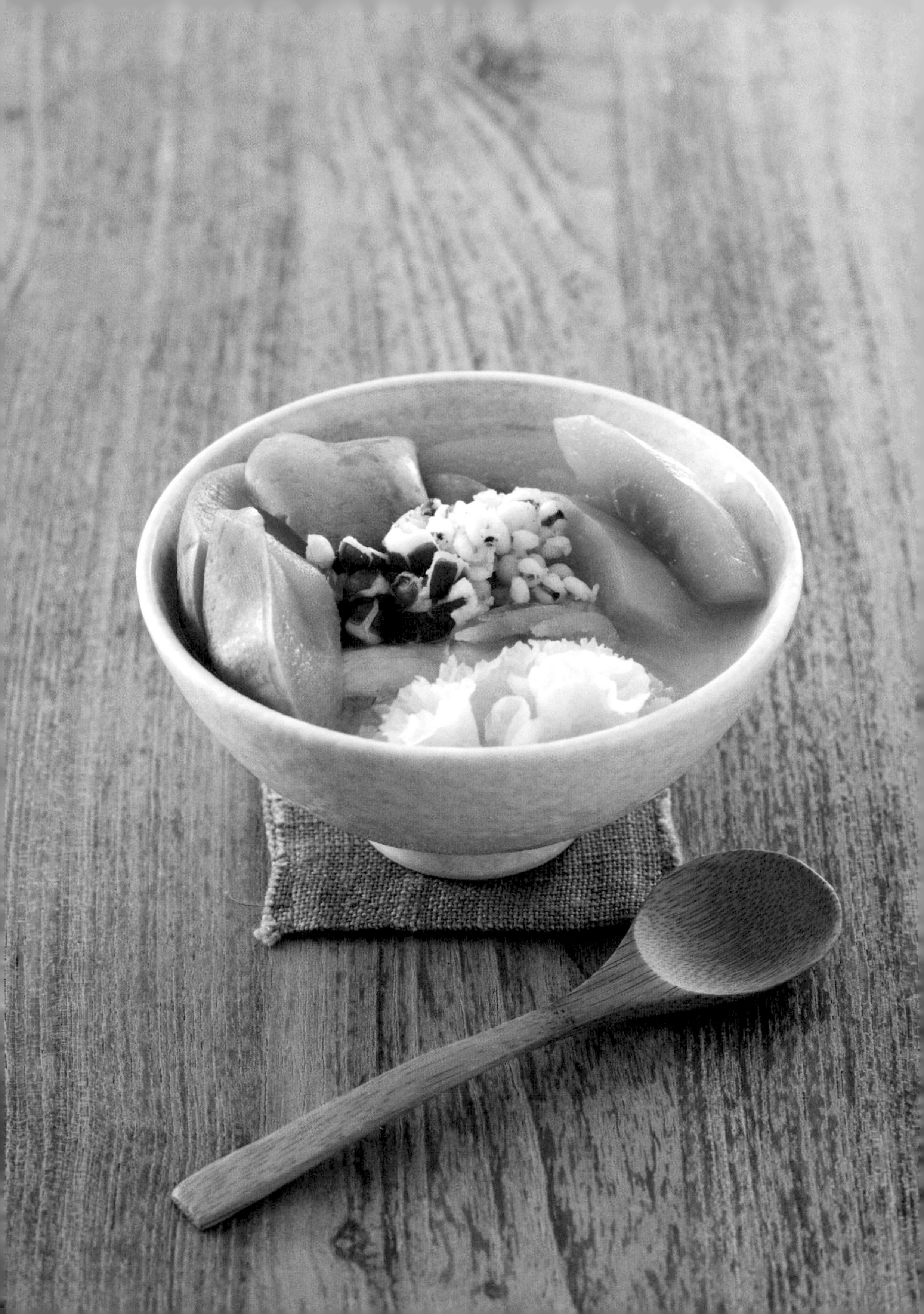

木瓜蘋果雪耳湯

●材料

木瓜 1 個、蘋果 2 個、雪耳 1 塊、生薏仁 40 克、芡實 40 克、蜜棗 3 枚、豬腱 300 克

●做法

1. 把所有材料洗淨。豬腱汆燙。木瓜去皮去籽、蘋果去芯，切大塊備用。
2. 雪耳泡水約半日，把黑色底部剪掉備用。
3. 鍋中加入約 2500 毫升水，放入全部材料，武火煮至水滾，改文火煮 2 小時，最後加鹽調味即可。

●功效

健脾養胃潤肺，舒緩壓力大、皮膚乾燥及暗啞等症狀。

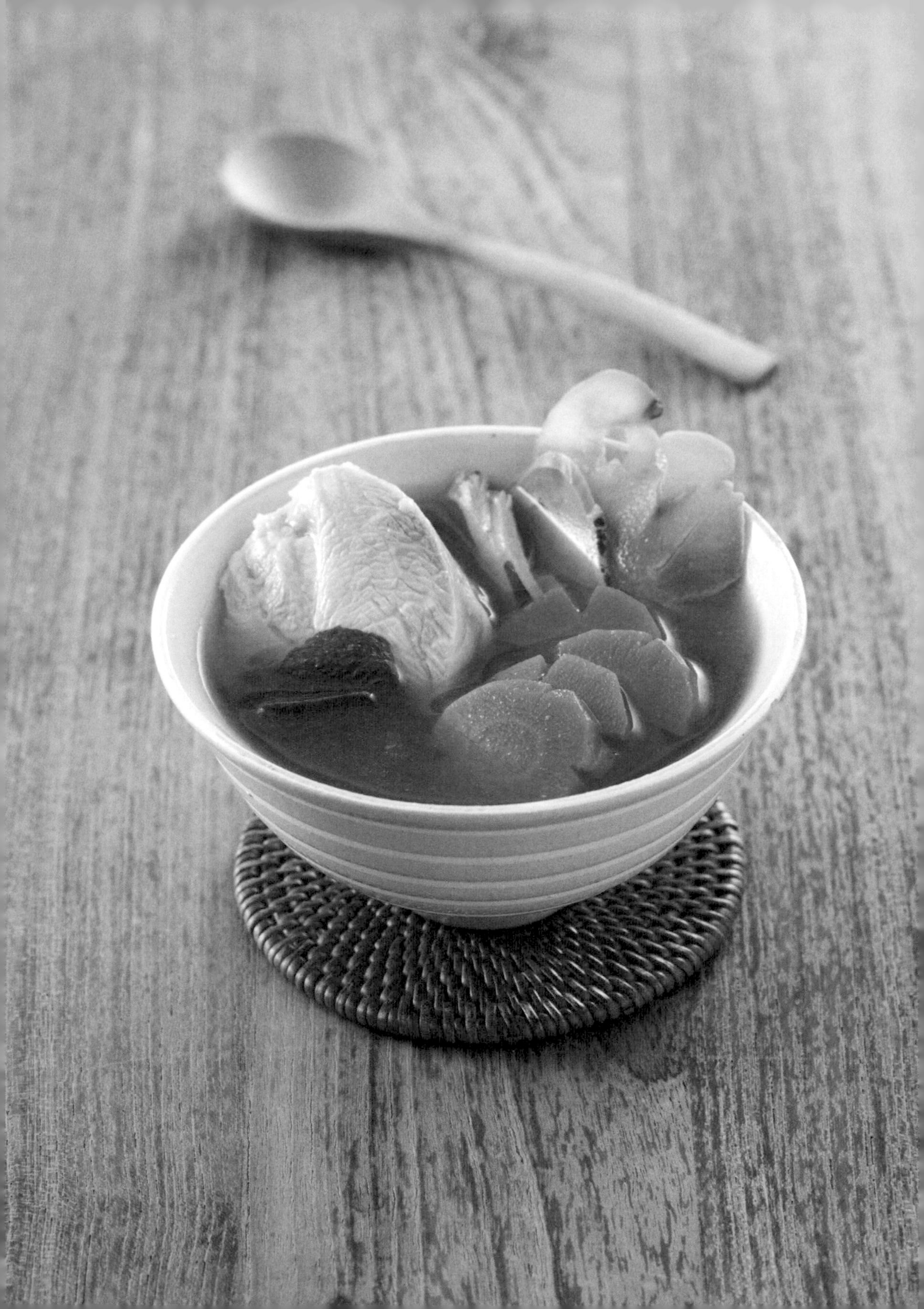

五指毛桃佛手紅蘿蔔湯

●材料

五指毛桃（乾品）80 克、佛手（乾品）10 克、紅蘿蔔 2 根、陳皮 1 塊、蜜棗 5 枚、豬腱 300 克

●做法

1. 把所有材料洗淨。豬腱汆燙。紅蘿蔔去皮切大塊備用。
2. 鍋中加入約 2500 毫升水，放入全部材料，武火煮至水滾，改文火煮 2 小時，最後加鹽調味即可。

●功效

行氣健脾，舒緩精神壓力大、多思慮、食慾差、多嘆氣等症狀。

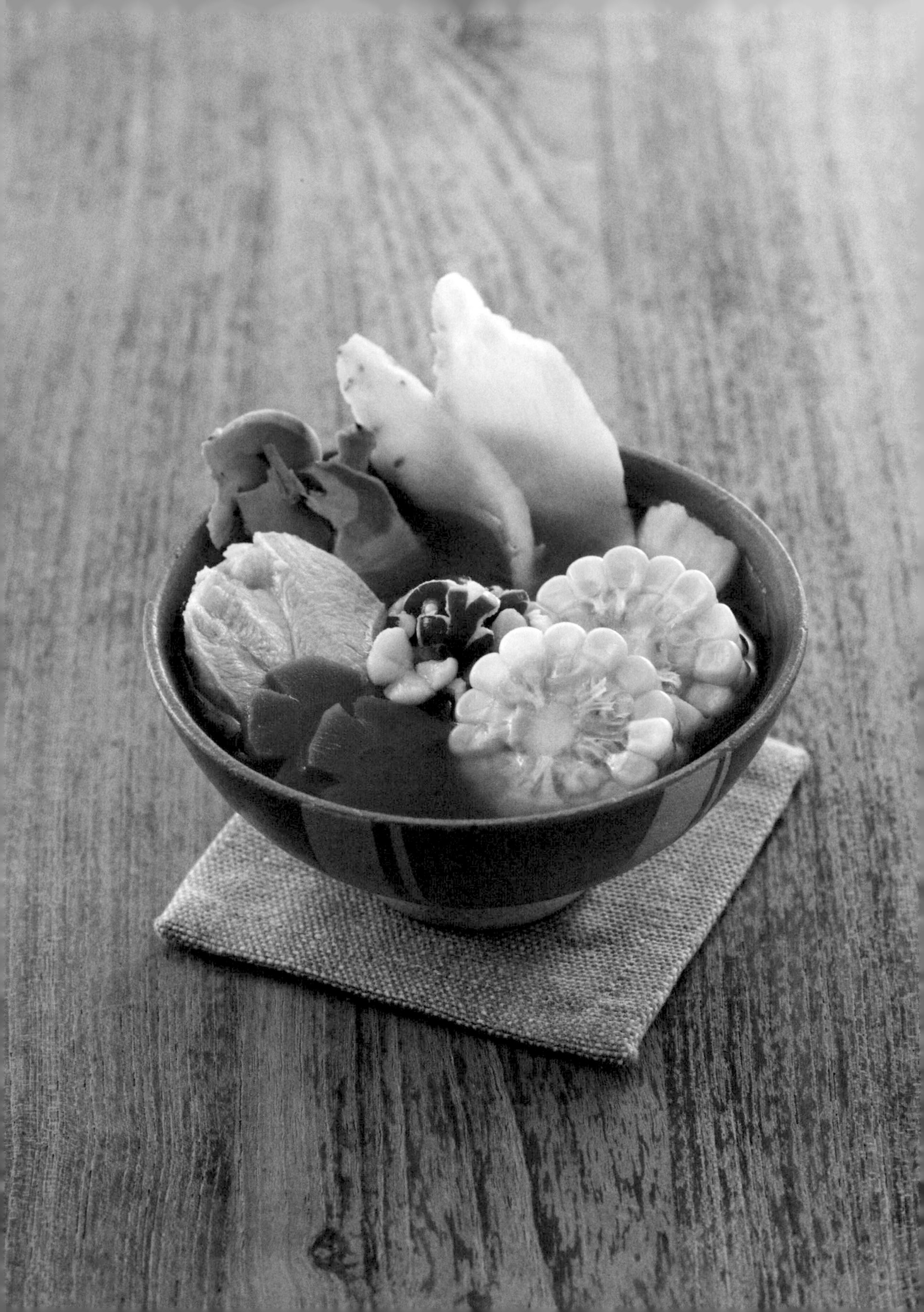

五指毛桃淮山芡實湯

●材料

五指毛桃（乾品）80 克、淮山 15 克、芡實 15 克、紅蘿蔔 1 根、玉米（連鬚連芯）1 條、蜜棗 3 枚、豬腱 300 克

●做法

1. 把所有材料洗淨。豬腱汆燙。紅蘿蔔去皮、玉米連鬚連芯，切大塊備用。
2. 鍋中加入約 2500 毫升水，放入全部材料，武火煮至水滾，改文火煮 2 小時，最後加鹽調味即可。

●功效

行氣健脾，舒緩容易激動、感覺力不從心等症狀。

小撇步 Tips

五指毛桃並不是桃！而是草藥的一種，具椰子的清香，能健脾行氣祛濕。

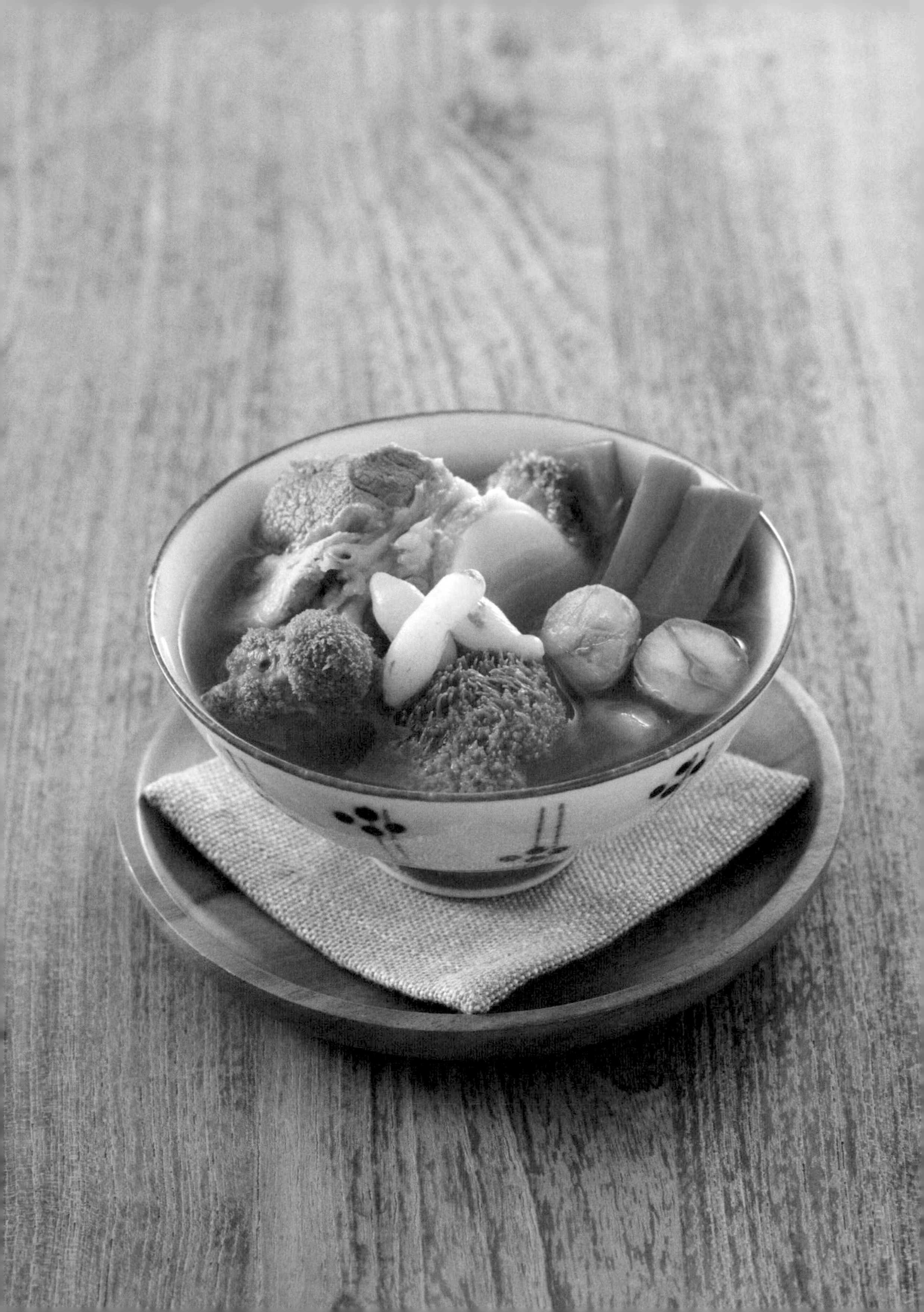

猴頭菇麥冬紅蘿蔔湯

● **材料**

猴頭菇 2 個、麥冬 20 克、紅蘿蔔 2 根、栗子 80 克、蜜棗 3 枚、豬肩胛 3 塊

● **做法**

1. 把所有材料洗淨。豬肩胛汆燙。紅蘿蔔去皮切大塊備用。
2. 栗子去皮，猴頭菇洗淨後泡水約 40 分鐘備用。
3. 鍋中加入約 2500 毫升水，放入全部材料，武火煮至水滾，改文火煮 2 小時，最後加鹽調味即可。

● **功效**

健脾胃益腎，舒緩因工作或生活壓力而導致胃部不適等症狀。

小撇步 Tips

猴頭菇性平，有健胃助消化、益腎補虛之效。

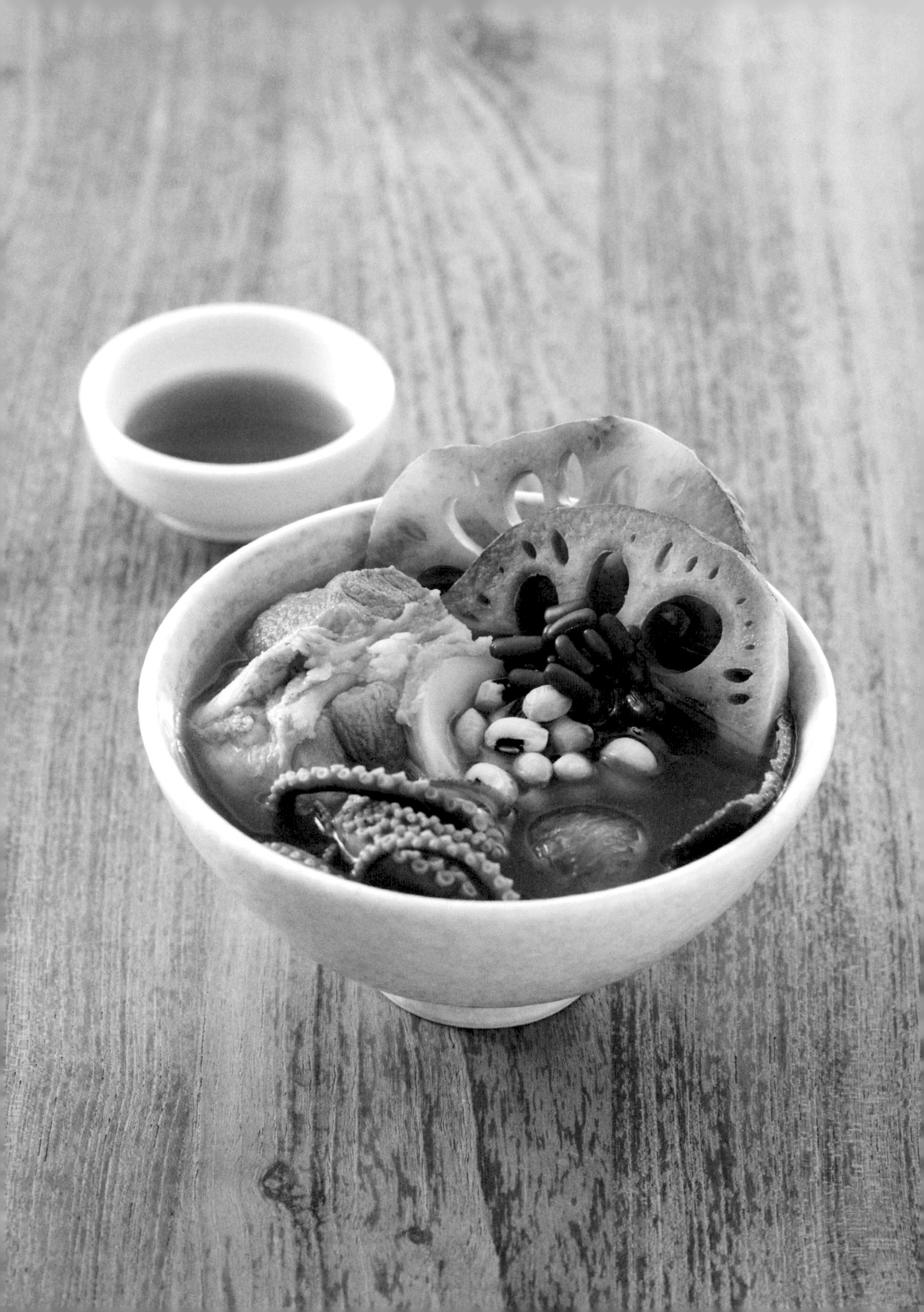

蓮藕赤小豆眉豆湯

●材料

蓮藕 1 根、赤小豆 30 克、眉豆 30 克、章魚乾 1 隻、蜜棗 3 枚、陳皮 1 角、豬肩胛 3 塊

●做法

1. 把所有材料洗淨，章魚乾泡水半天。豬肩胛及章魚乾汆燙。蓮藕去皮切片備用。
2. 鍋中加入約 2500 毫升水，放入全部材料，武火煮至水滾，改文火煮 2 小時，最後加鹽調味即可。

●功效

理氣祛濕健脾，舒緩精神壓力大、多嘆氣、感覺鬱悶等症狀。

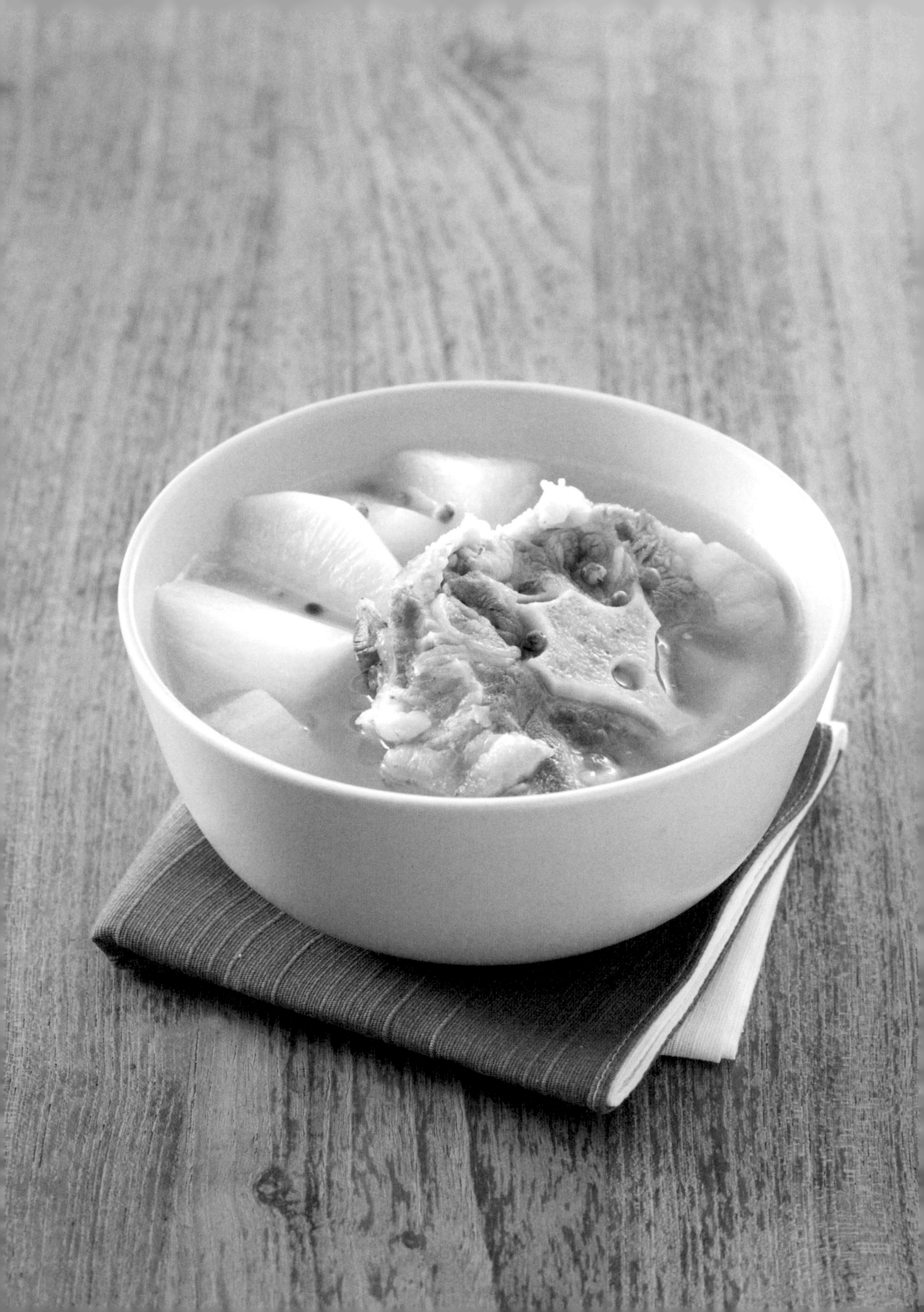

白蘿蔔牛尾湯

● 材料

白蘿蔔 1 根、牛尾 3 塊、黑胡椒粒 2 湯匙

● 做法

1. 把所有材料洗淨。牛尾汆燙備用。白蘿蔔去皮切大塊備用。
2. 鍋中加入約 2500 毫升水，放入全部材料，武火煮至水滾，改文火煮 2 小時，最後加鹽調味即可。

● 功效

理氣消滯，舒緩飲食停滯、腹脹等症狀。

小撇步 Tips

白蘿蔔性寒，能清熱化痰、助消化。但注意脾胃虛弱的人不宜大量飲用。

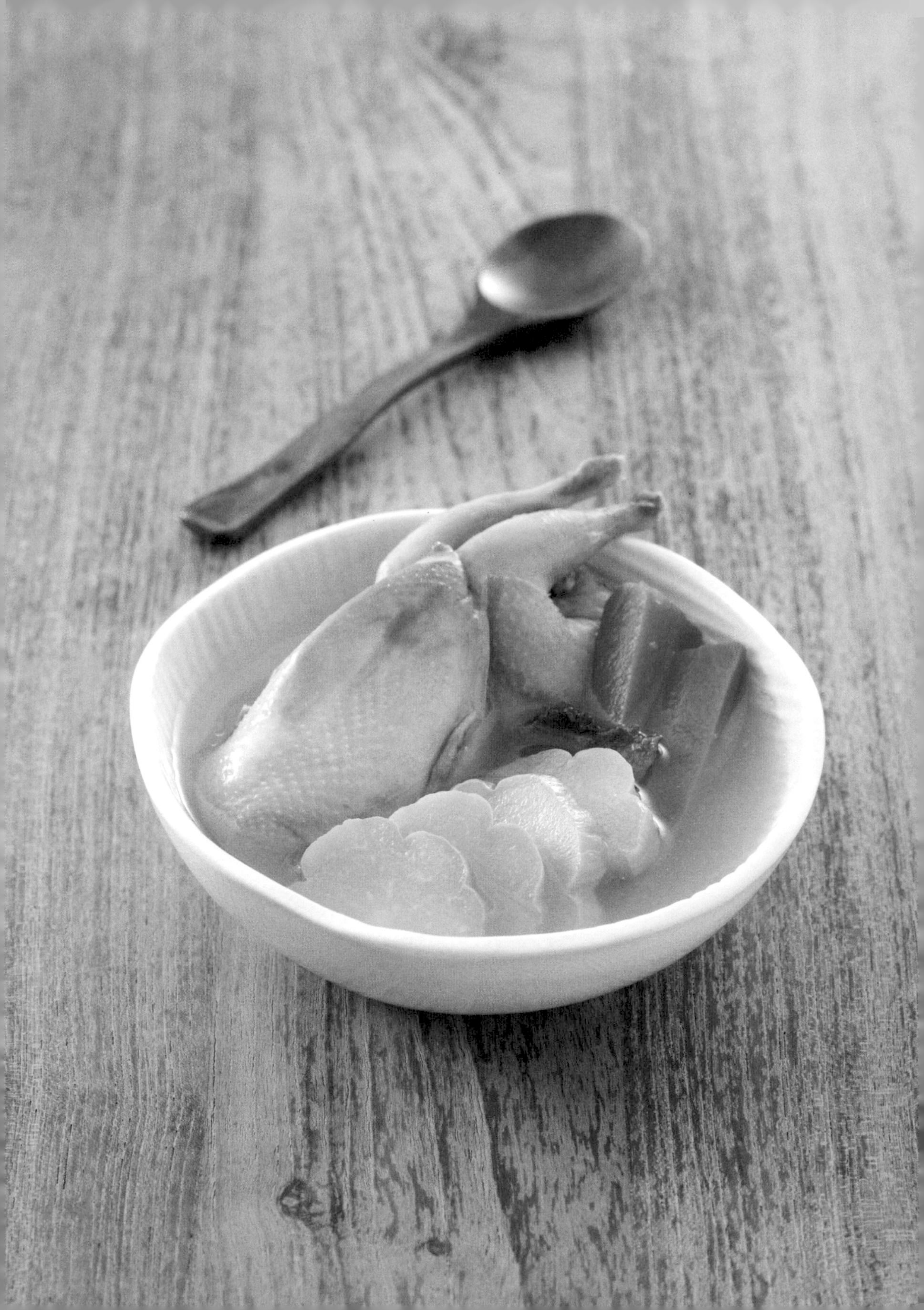

佛手瓜紅蘿蔔鷓鴣湯

●材料

佛手瓜 2 個、紅蘿蔔 2 根、鷓鴣 1 隻、陳皮 1 塊

●做法

1. 所有材料洗淨。鷓鴣汆燙備用。
2. 鍋中加入約 2500 毫升水，放入全部材料，武火煮至水滾，改文火煮 2 小時，最後加鹽調味即可。

●功效

理氣健脾開胃，舒緩精神壓力大而食慾差等症狀。

小撇步
Tips

此湯品清潤香甜，適合一家大小飲用。

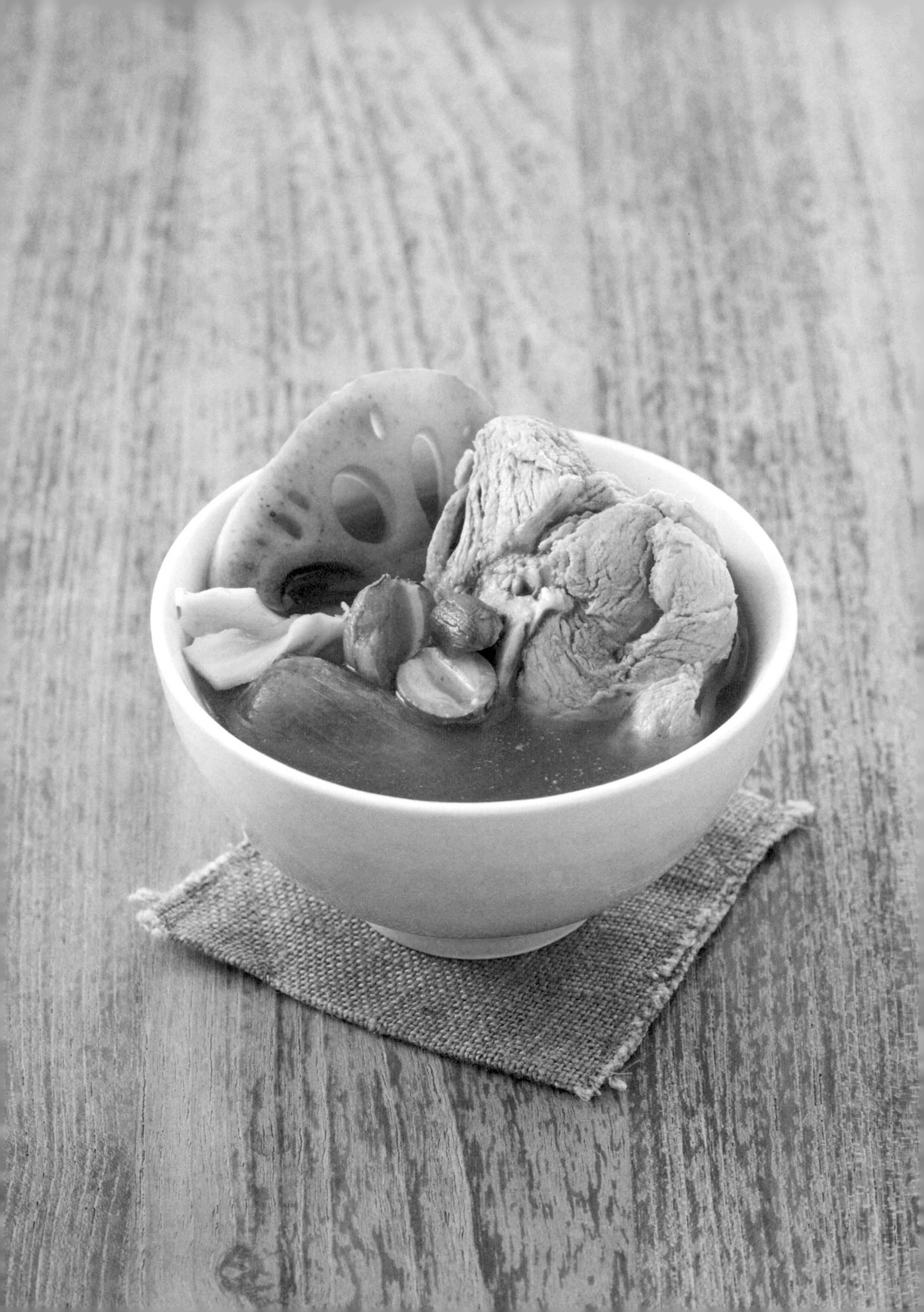

蓮藕百合蓮子湯

●材料

蓮藕 1 根、百合 30 克、蓮子 30 克、蜜棗 4 枚、豬肩胛 3 塊

●做法

1. 把所有材料洗淨。豬肩胛汆燙備用。
2. 鍋中加入約 2500 毫升水，放入全部材料，武火煮至水滾，改文火煮 1.5 小時，最後加鹽調味即可。

●功效

舒緩因精神壓力大而臉部膚色暗啞、心煩不得入眠等症狀。

小撇步
Tips

蓮子和百合配搭有清心安神的功效，是非常健康的湯品呢！

血瘀體質

宜多選擇行氣活血、化瘀止痛的食材，如白背木耳、黑豆、益母草、田七、核桃、枸杞、蓮藕、紅蘿蔔、番茄、山楂、醋、黑木耳和茄子等。

血瘀體質十大常備煲湯食材

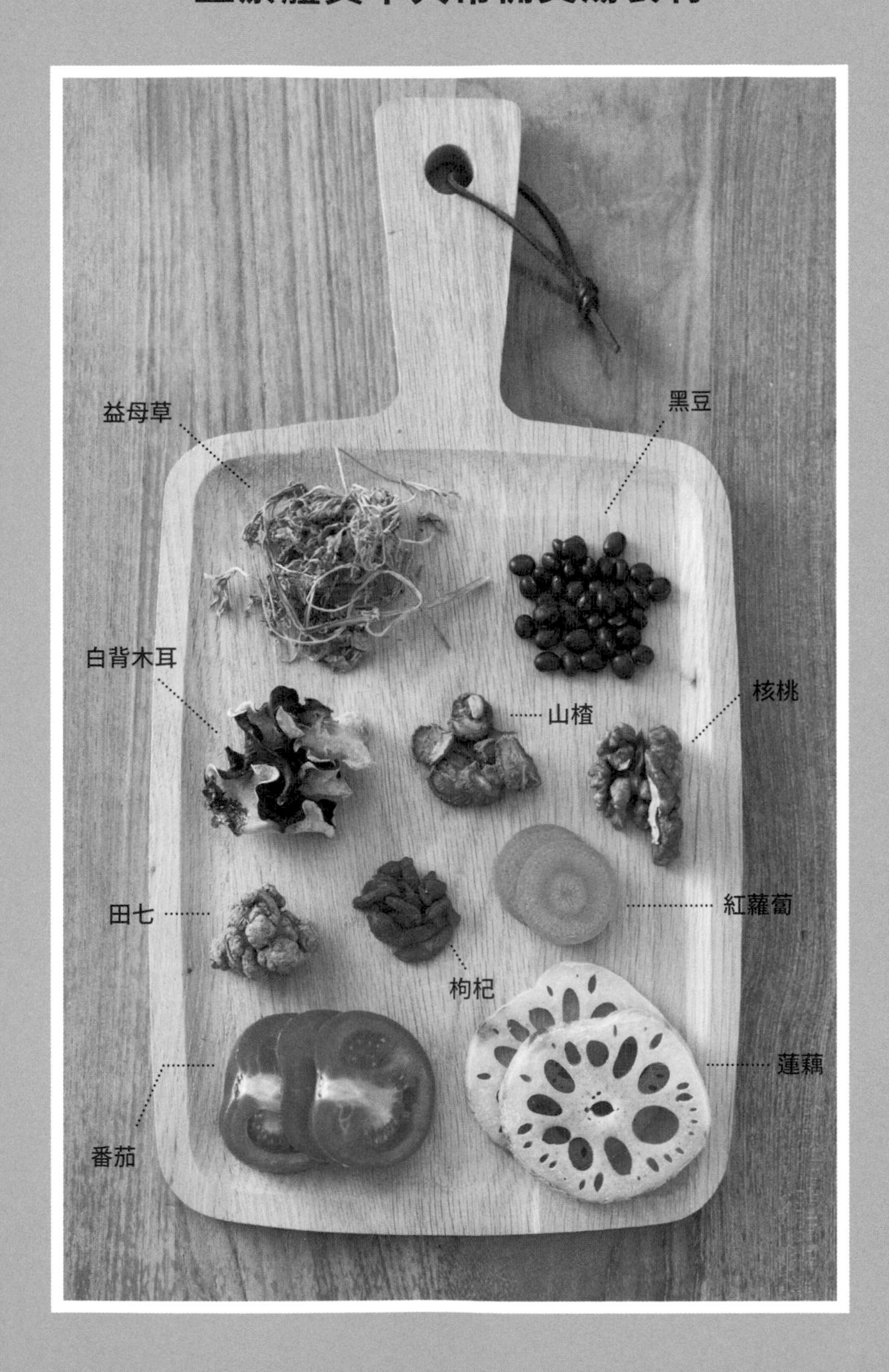

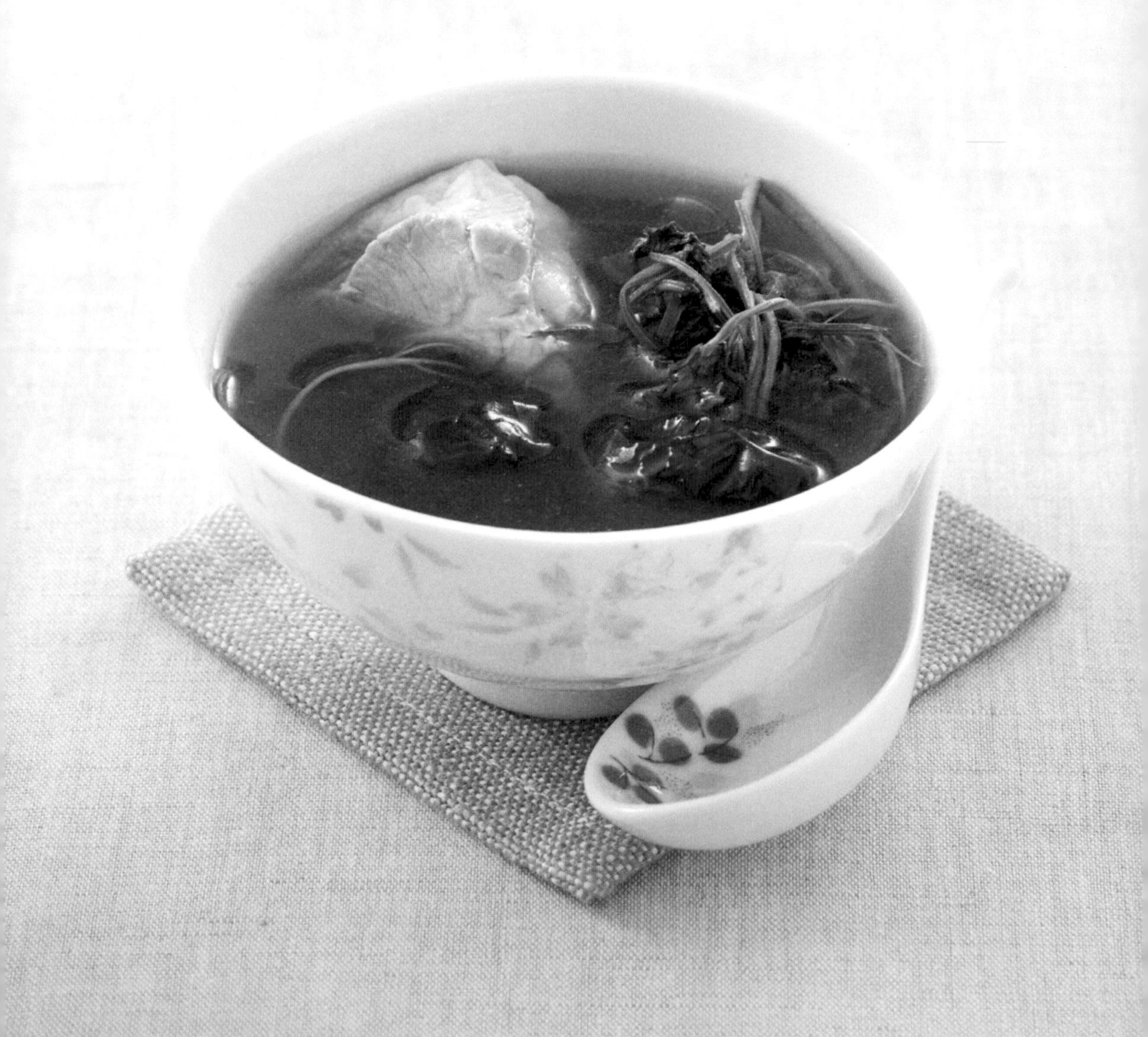

活血養血益母草大棗湯

●材料

益母草 30 克、大棗 6 枚、豬腱 300 克

●做法

1. 把所有材料洗淨。豬腱汆燙備用。
2. 鍋中加入約 2500 毫升水，放入全部材料，武火煮至水滾，改文火煮 1 小時，最後加鹽調味即可。

●功效

活血養血，舒緩女性月經伴有血塊者、黑眼圈、唇色深等症狀。

小撇步 Tips

益母草具活血化瘀及調經的功效，可於經前七至十天飲用此湯。
血塊量多者，可調入適量紅糖一同飲用。

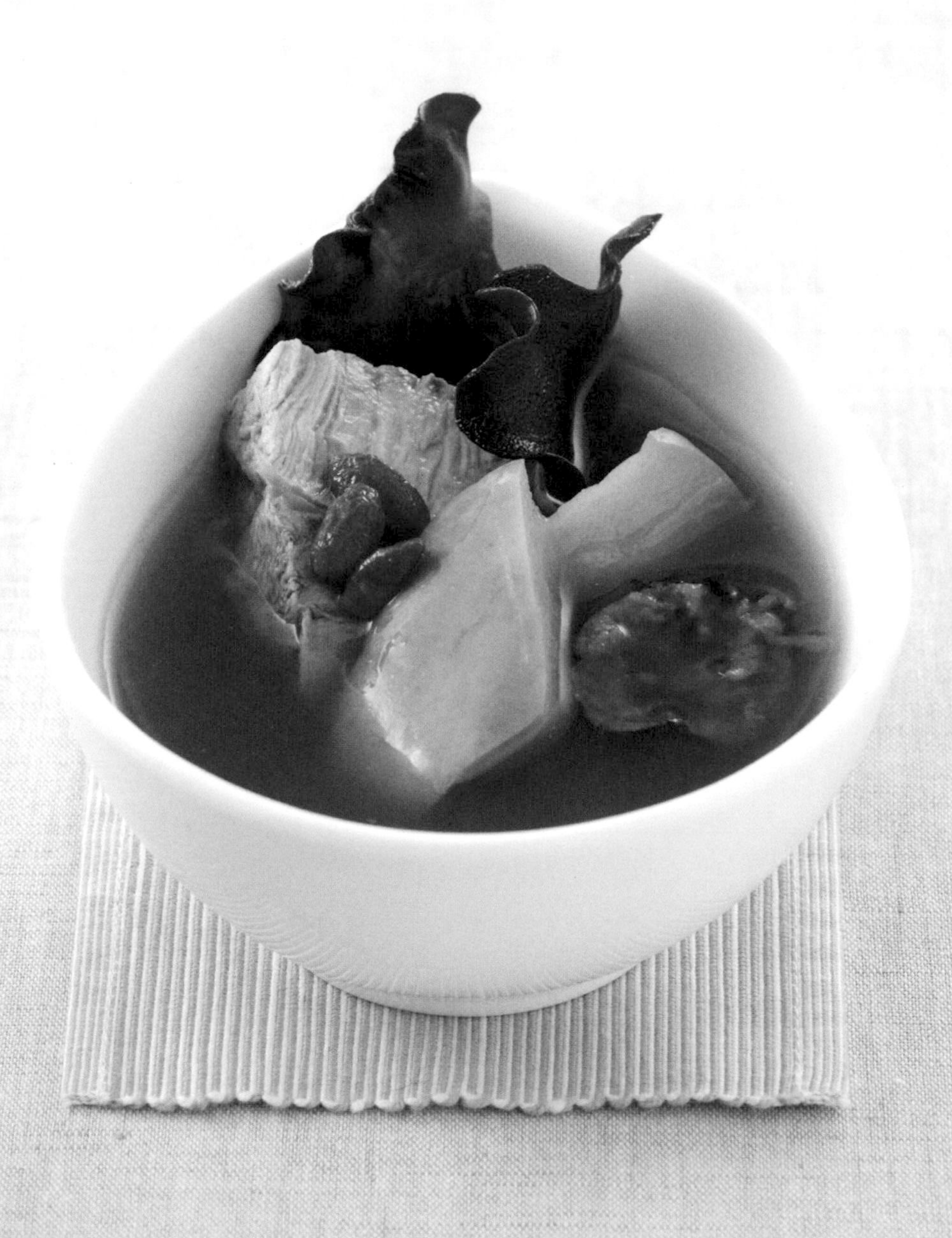

白背木耳枸杞蘋果湯

●材料

白背木耳 2 塊、枸杞 15 克、蘋果連皮 3 個、大棗 6 枚、陳皮 1 角、豬腱 300 克

●做法

1. 把所有材料洗淨。豬腱汆燙。蘋果連皮去芯切大塊。
2. 白背木耳泡水約 40 分鐘切小塊備用。
3. 鍋中加入約 2500 毫升水，放入全部材料，武火煮至水滾，改文火煮 2 小時，最後加鹽調味即可。

●功效

活血消脂解滯，舒緩長期情志抑鬱而引致肥胖等症狀。

●注意

容易頭暈及大便稀爛者慎服。

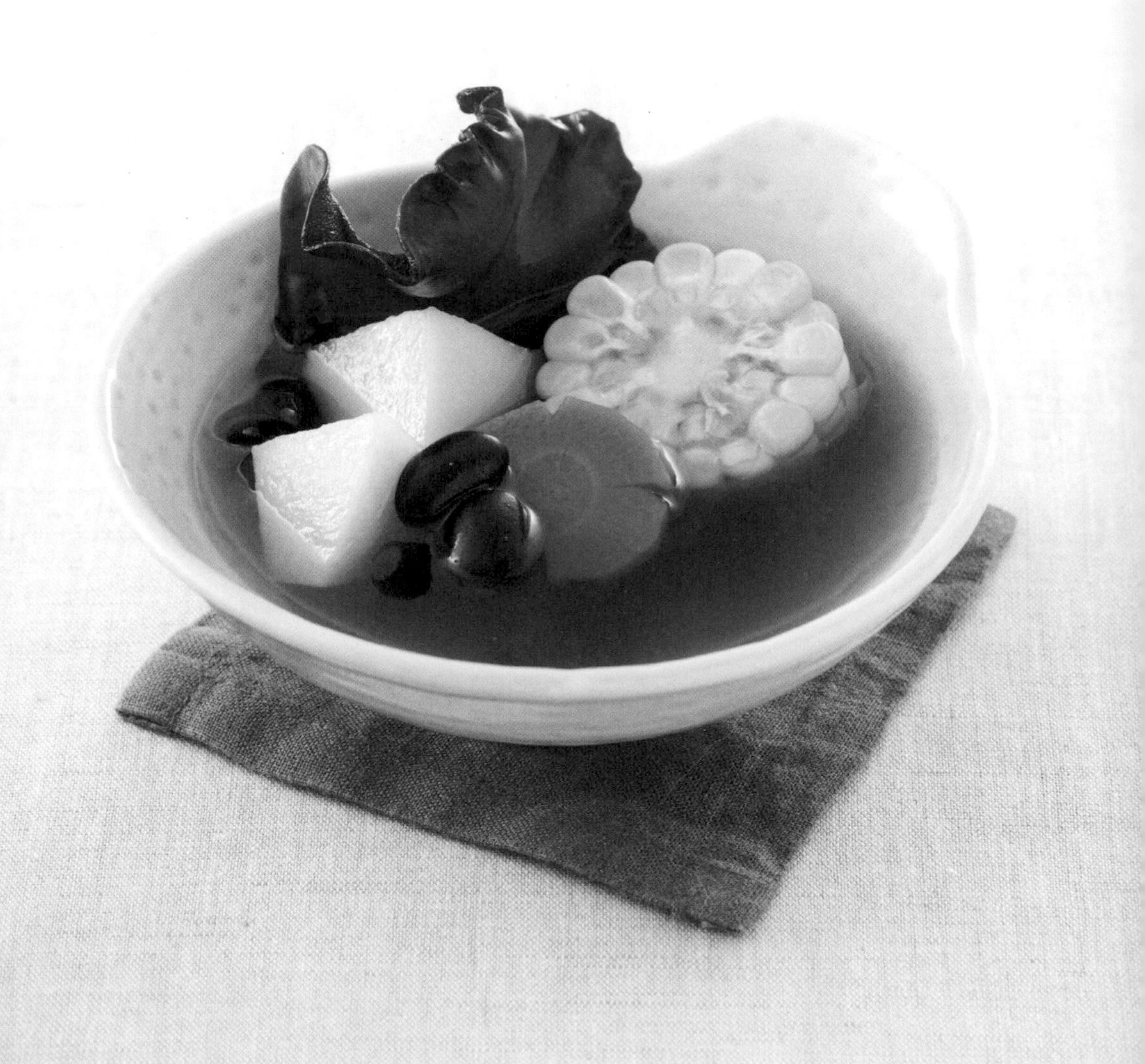

黑豆白背木耳紅蘿蔔玉米素湯

●材料

黑豆 30 克、白背木耳 2 塊、紅蘿蔔 2 根、玉米（連鬚連芯）2 根、馬鈴薯 2 個

●做法

1. 把所有材料洗淨。白背木耳泡水約 40 分鐘切小塊備用。馬鈴薯、紅蘿蔔去皮切片，玉米連鬚連芯切塊。
2. 黑豆於無油乾鍋中炒至豆皮裂開。
3. 鍋中加入約 2500 毫升水，放入全部材料，武火煮至水滾，改文火煮 2 小時，最後加鹽調味即可。

●功效

活血化瘀，舒緩長期情緒抑鬱而引致肥胖等症狀。

●注意

容易頭暈及大便稀爛者慎服。

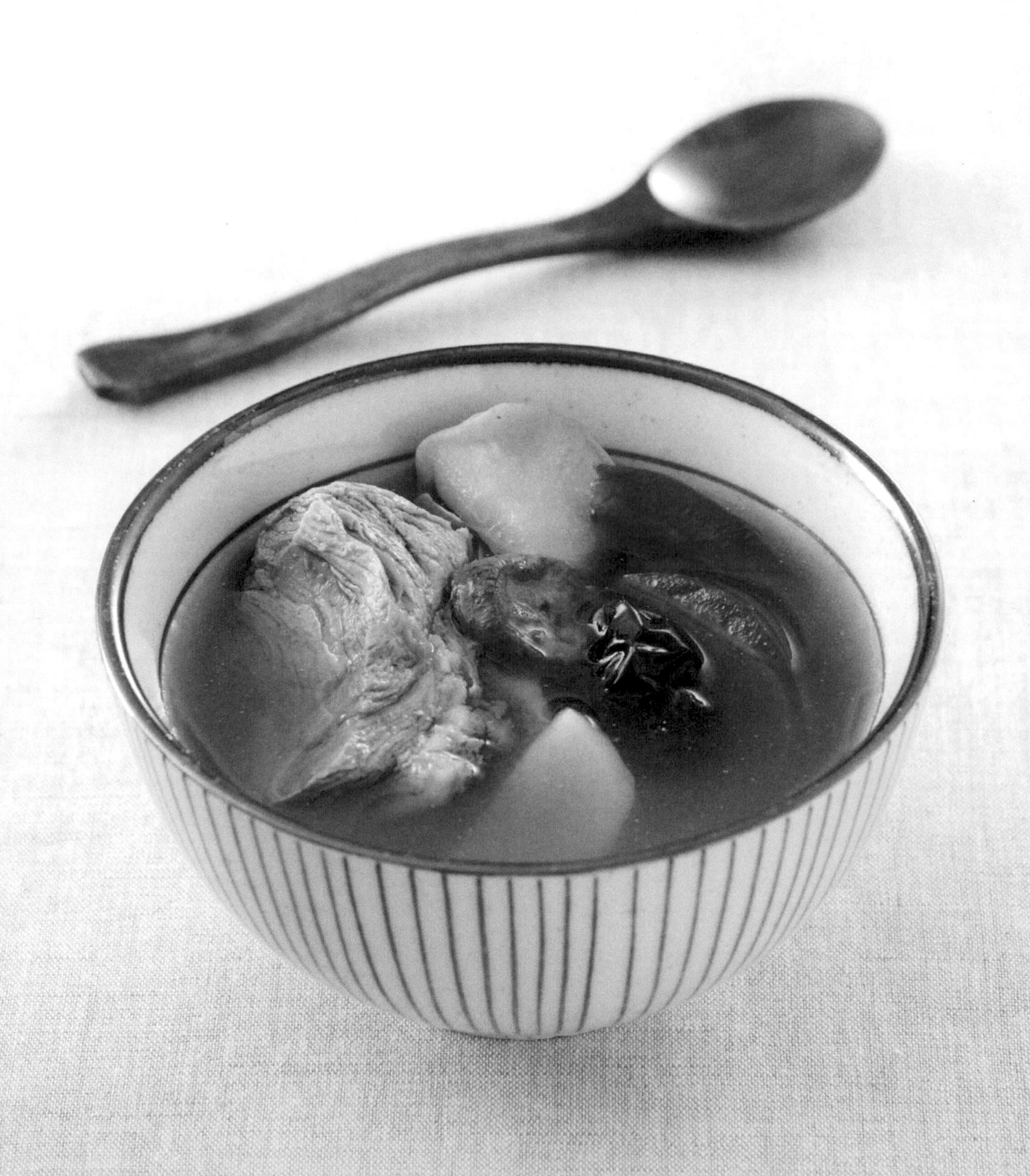

山楂番茄蘋果大棗湯

●材料

山楂 15 克、番茄 2 個、蘋果 3 個、大棗 6 枚、豬肩胛 3 塊、生薑 2 片

●做法

1. 把所有材料洗淨備用。豬肩胛汆燙。蘋果去芯、番茄切大塊備用。
2. 鍋中加入約 2500 毫升水，放入全部材料，武火煮至水滾，改文火煮 2 小時，最後加鹽調味即可。

●功效

行氣散瘀，助消化，舒緩因過量飲食而感覺食物滯留胃中、皮膚黯淡無光澤等症狀。

●注意

有胃酸倒流或胃部不適者慎服。不宜空腹飲用。

小撇步 Tips

山楂具行氣散瘀的功效，加入普洱茶更能行氣消滯，適合飽滯腹脹或無胃口者。一星期可飲用約兩至三次。

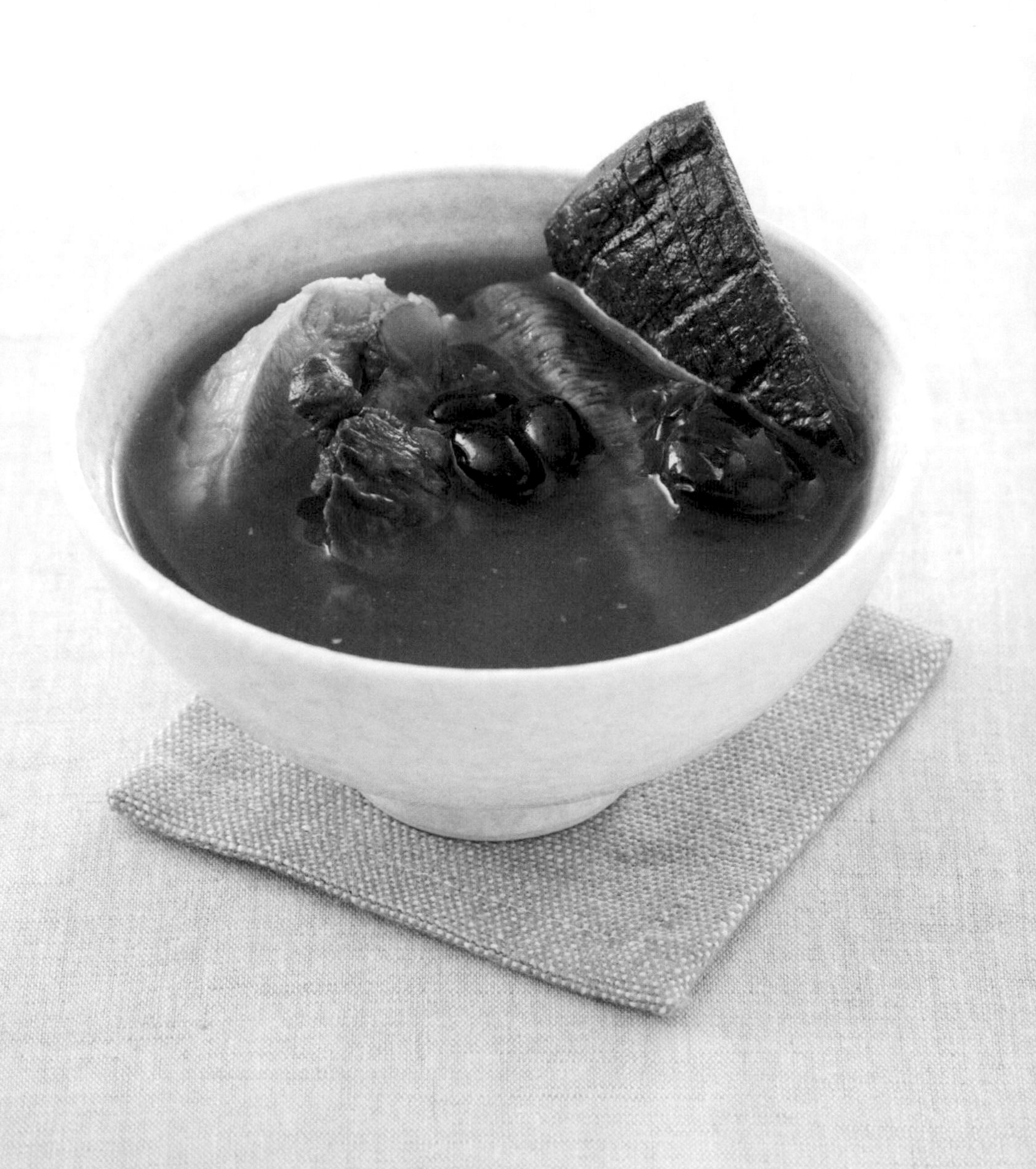

田七杜仲黨參湯

●材料

田七 12 克、杜仲 12 克、黑豆 30 克、黨參 15 克、大棗 6 枚、豬腱 300 克

●做法

1. 把所有材料洗淨。豬腱汆燙備用。
2. 黑豆於無油乾鍋中炒至豆皮裂開。
3. 鍋中加入約 2500 毫升水，放入全部材料，武火煮至水滾，改文火煮 2 小時，最後加鹽調味即可。

●功效

活血行氣強筋骨，舒緩關節不利、疼痛，腰痠，頭髮早白等症狀。

●注意

此湯感冒未清者及孕婦不宜服用。

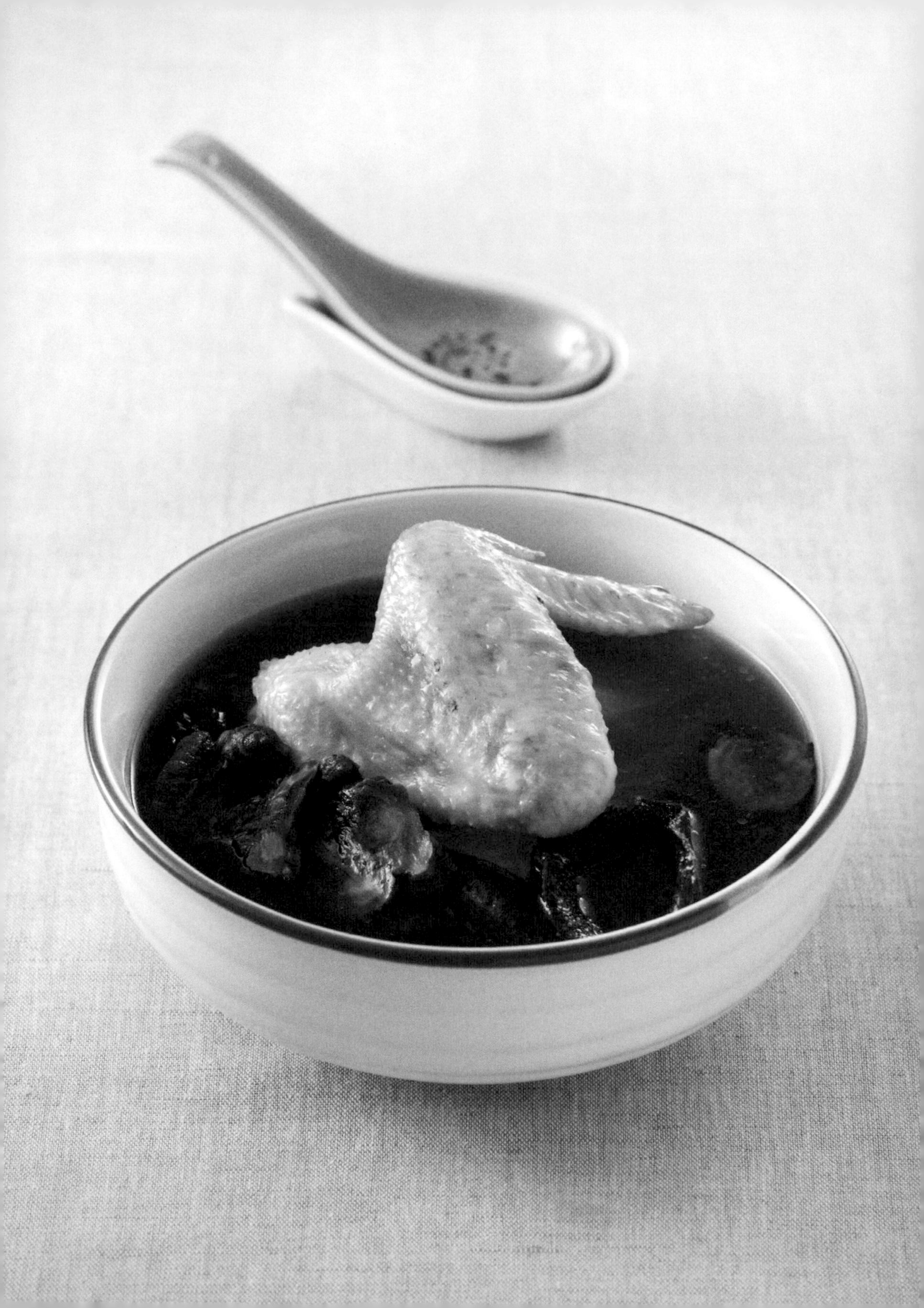

田七大棗雞湯

●材料

田七 12 克、大棗 6 枚、雞 1 隻、陳皮 1 角

●做法

1. 把所有材料洗淨。雞汆燙備用。
2. 鍋中加入約 2500 毫升水，放入全部材料，武火煮至水滾，改文火煮 2 小時，最後加鹽調味即可。

●功效

活血行血、化瘀消腫，舒緩皮膚黯淡無光澤、唇色偏暗、黑眼圈、靜脈曲張等症狀。

●注意

此湯感冒未清者及孕婦不宜服用。

小撇步 Tips

田七具祛瘀消腫止痛作用，能舒緩運動損傷及加速瘀傷康復。此湯煮出來味道稍微甘苦，跟花旗參的甘香有點類似。

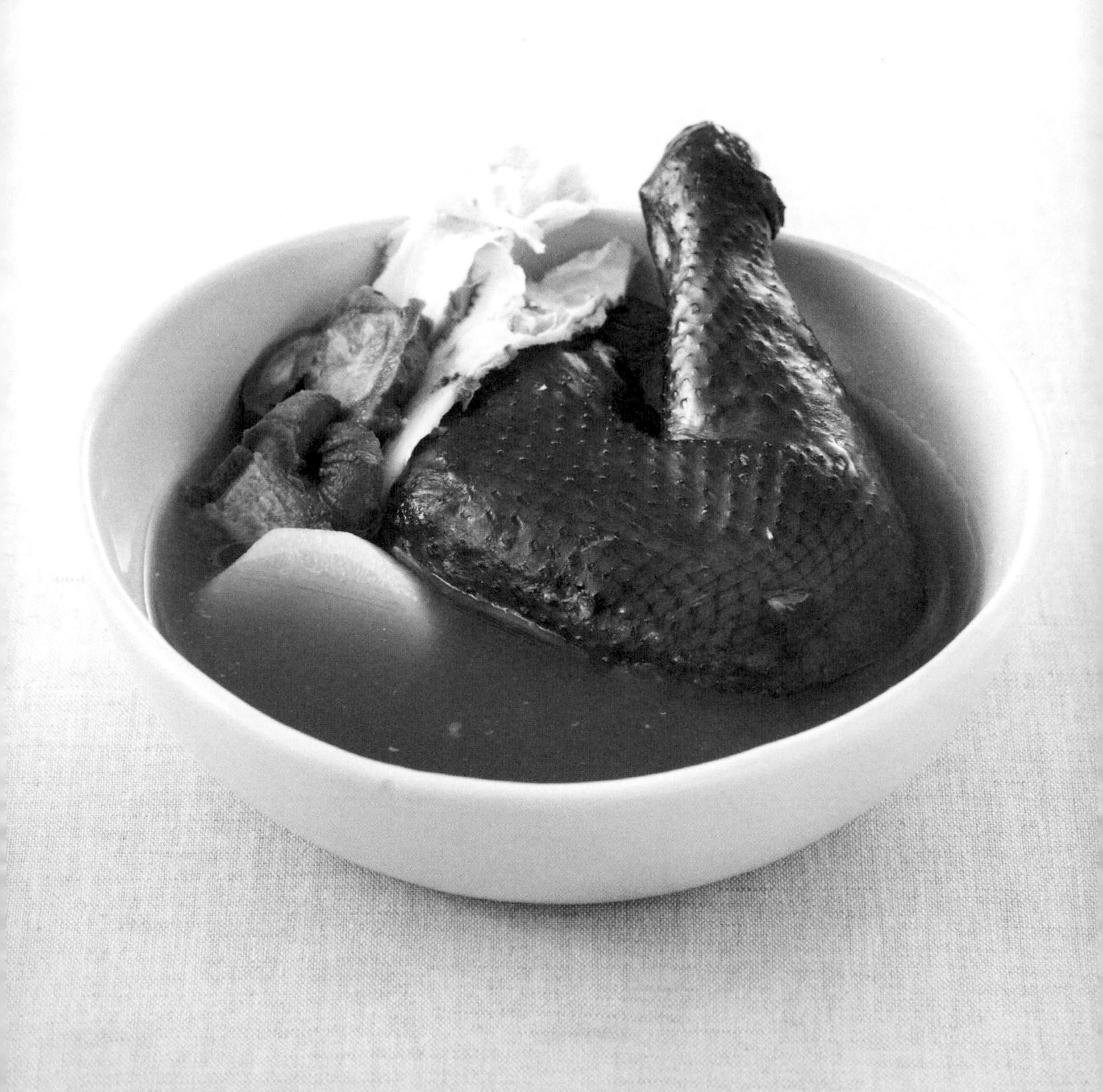

田七當歸烏雞湯

●材料

田七 5 克、當歸 12 克、烏雞 1 隻、枸杞 9 克、薑 1 片

●做法

1. 把所有材料洗淨。烏雞汆燙備用。
2. 鍋中加入約 2500 毫升水，放入全部材料，武火煮至水滾，改文火煮 2 小時，最後加鹽調味即可。

●功效

活血化瘀，補血調經，舒緩皮膚黯淡無光澤、唇色偏暗、黑眼圈、靜脈曲張等症狀。

●注意

此湯感冒中的人、陰虛體質及孕婦不宜服用。

小撇步 Tips

當歸可分頭、身、尾三部分，當歸頭具止血作用；當歸尾可活血化瘀；當歸身則可補血活血，較適合用以調經。

痰濕體質

宜多選擇健脾祛痰化濕的食材，如熟薏仁、淮山、白扁豆、陳皮、茯苓、白术、冬瓜、赤小豆、老黃瓜、芡實、黃豆、鯉魚、海帶等。

痰濕體質十大常備煲湯食材

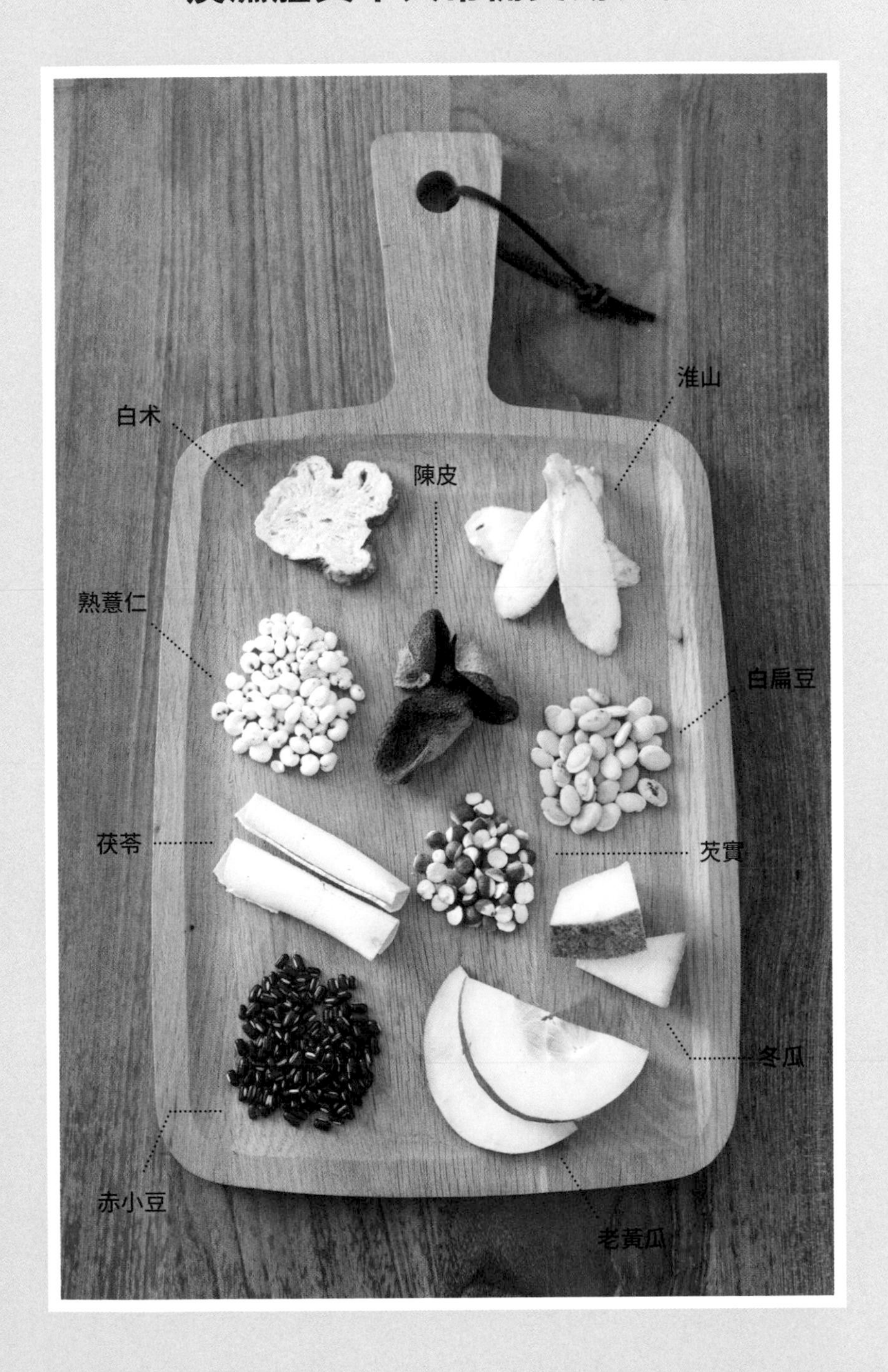

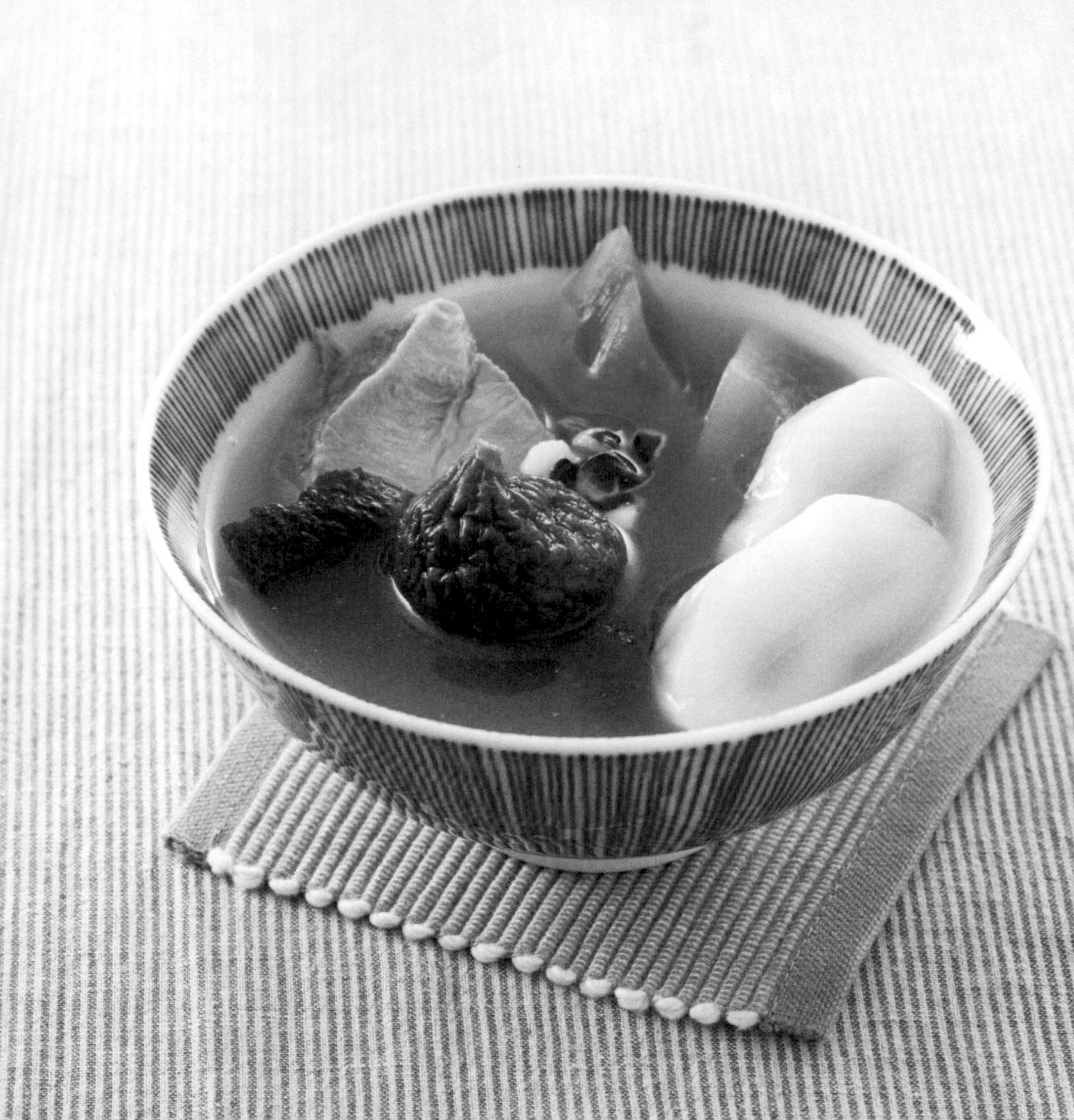

無花果木瓜芡實湯

材料

無花果乾 4 枚、熟木瓜 1 個、芡實 12 克、海底椰 4 塊、陳皮 1 角、豬腱 300 克

做法

1. 把材料洗淨。豬腱汆燙。木瓜去皮去籽，切大塊，海底椰切開備用。
2. 鍋中加入約 2500 毫升水，放入全部材料，武火煮至水滾，改文火煮 1.5 小時，最後加鹽調味即可。

功效

健脾祛濕，舒緩胃脹、食慾差、食少腹脹等症狀。

小撇步 Tips

無花果性平，老少皆宜。一天吃 2-3 個，對痔瘡便血、老年及孕婦便秘有明顯療效。

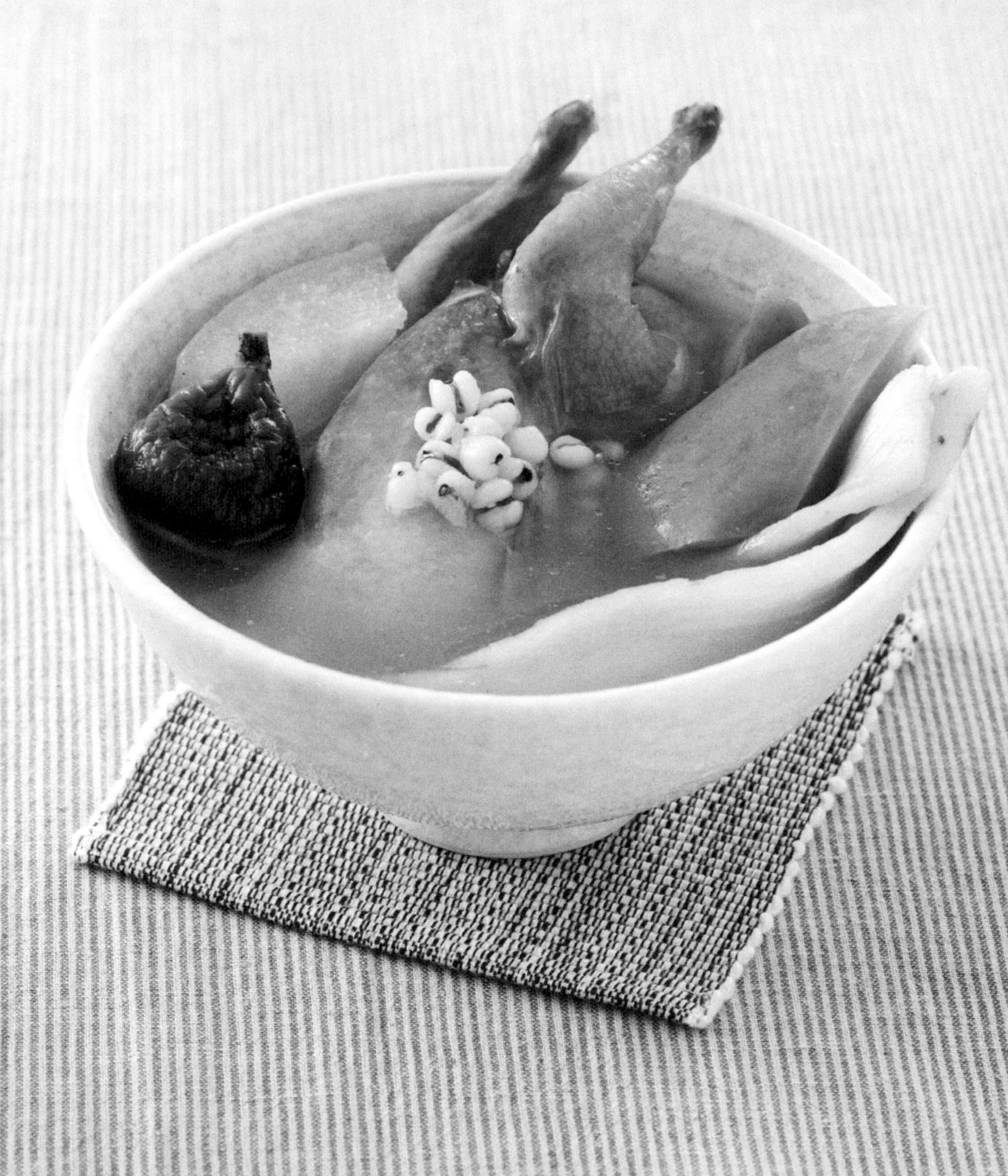

薏仁淮山蘋果雪梨湯

● 材料

生薏仁 30 克、淮山 20 克、蘋果連皮 2 個、雪梨 1 個、無花果乾 4 枚、鵪鶉 1-2 隻

● 做法

1. 把所有材料洗淨。鵪鶉汆燙。蘋果去芯、雪梨去皮去芯，切大塊備用。
2. 鍋中加入約 2500 毫升水，放入全部材料，武火煮至水滾，改文火煮 1.5 小時，最後加鹽調味即可。

● 功效

健脾養胃，舒緩容易神疲乏力，感覺睡眠不足、口淡等症狀。

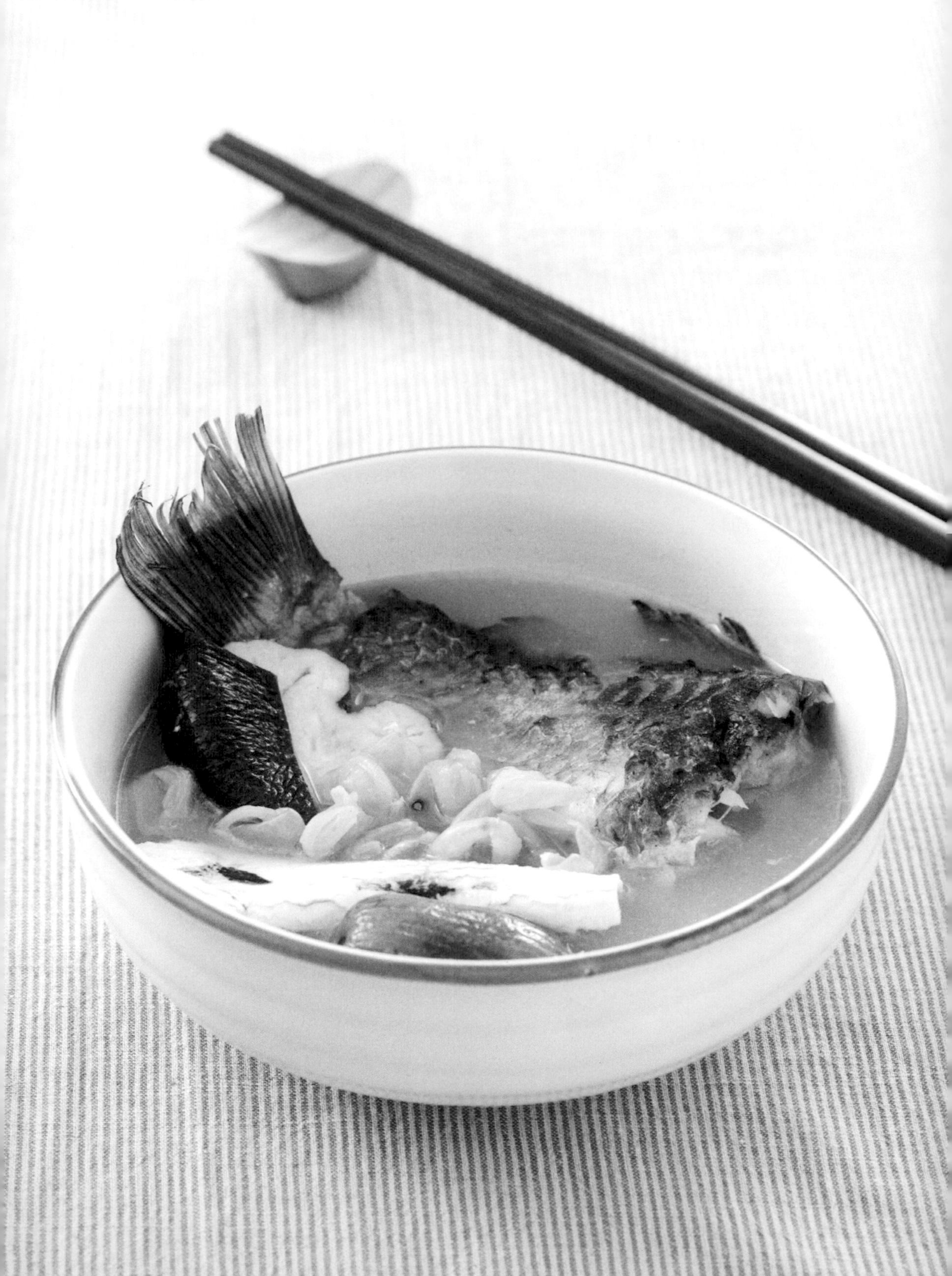

茯苓白朮鯽魚湯

● 材料

茯苓 20 克、白朮 15 克、鯽魚 1 條、扁豆衣 20 克、蜜棗 2 粒、陳皮 1 塊、薑 1 片

● 做法

1. 所有材料洗淨備用。
2. 鯽魚洗淨後以熱油加薑、蔥煎至兩面微黃。
3. 直接於鍋中加入約 2000 毫升水，放入全部材料，武火煮至水滾，改文火煮 1.5 小時，最後加鹽調味即可。

● 功效

健脾祛濕，舒緩經常感覺疲倦，身體四肢困重，產後下肢明顯水腫等症狀。

小撇步 Tips

除了鯽魚，用鯪魚煲湯同樣有健脾胃的功效。生魚有明目及促使傷口癒合的作用。鯉魚有祛濕消腫、安胎通乳的功效。

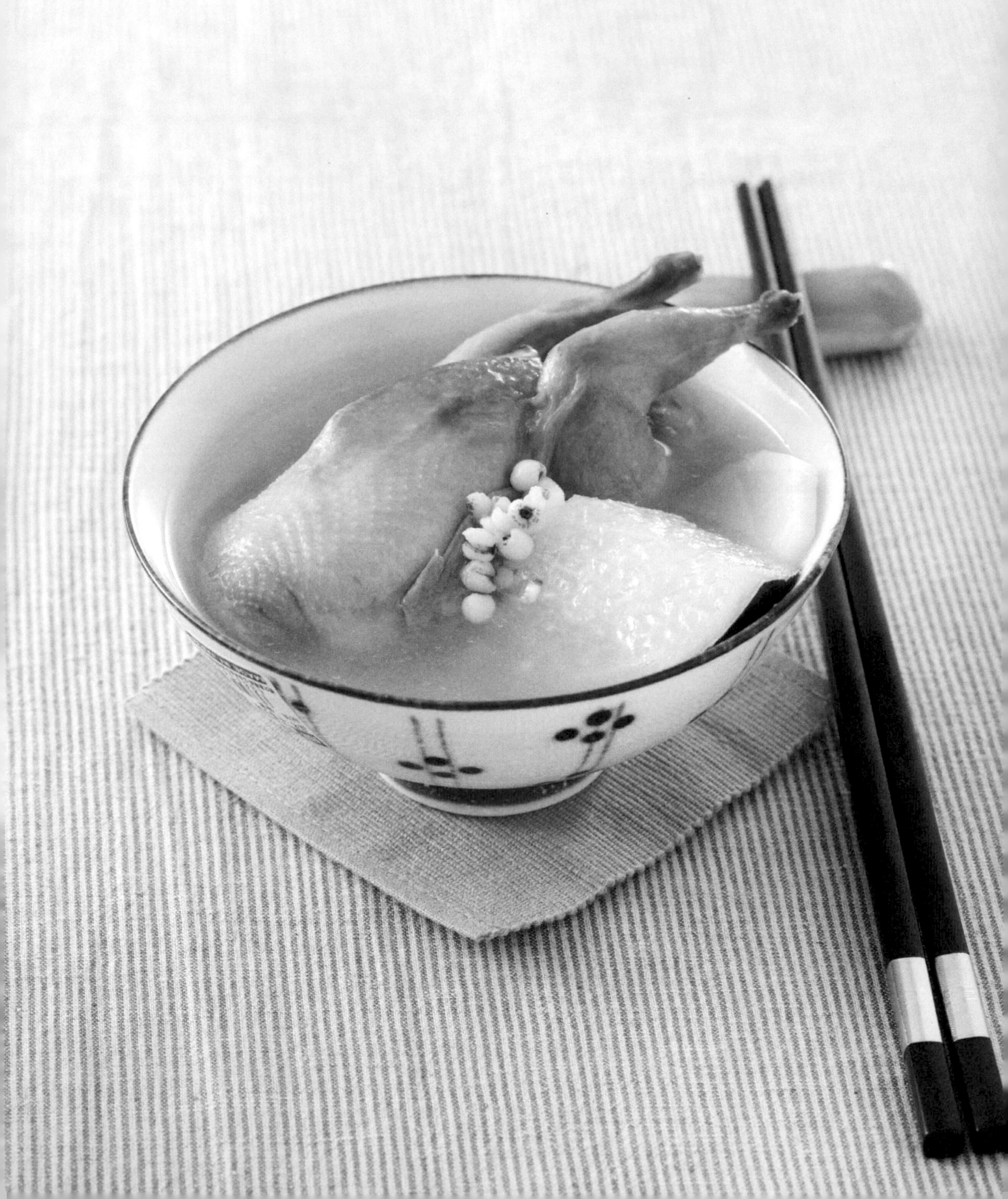

冬瓜薏仁鵪鶉湯

• 材料

冬瓜連皮 1 斤、生薏仁 30 克、鵪鶉 1 隻、生薑 2 片

• 做法

1. 把所有材料洗淨。鵪鶉汆燙。冬瓜連皮去芯切大塊備用。
2. 鍋中加入約 2500 毫升水，放入全部材料，武火煮至水滾，改文火煮 2 小時，最後加鹽調味即可。

• 功效

健脾利濕，舒緩身體及四肢困重、腫脹，小便偏黃，眼睛乾赤等症狀。

小撇步 Tips

冬瓜能清熱利水、消腫解毒，若想加強祛濕功效可連皮一起煮。
但胃虛弱、久病、長期腹瀉者不宜進食。

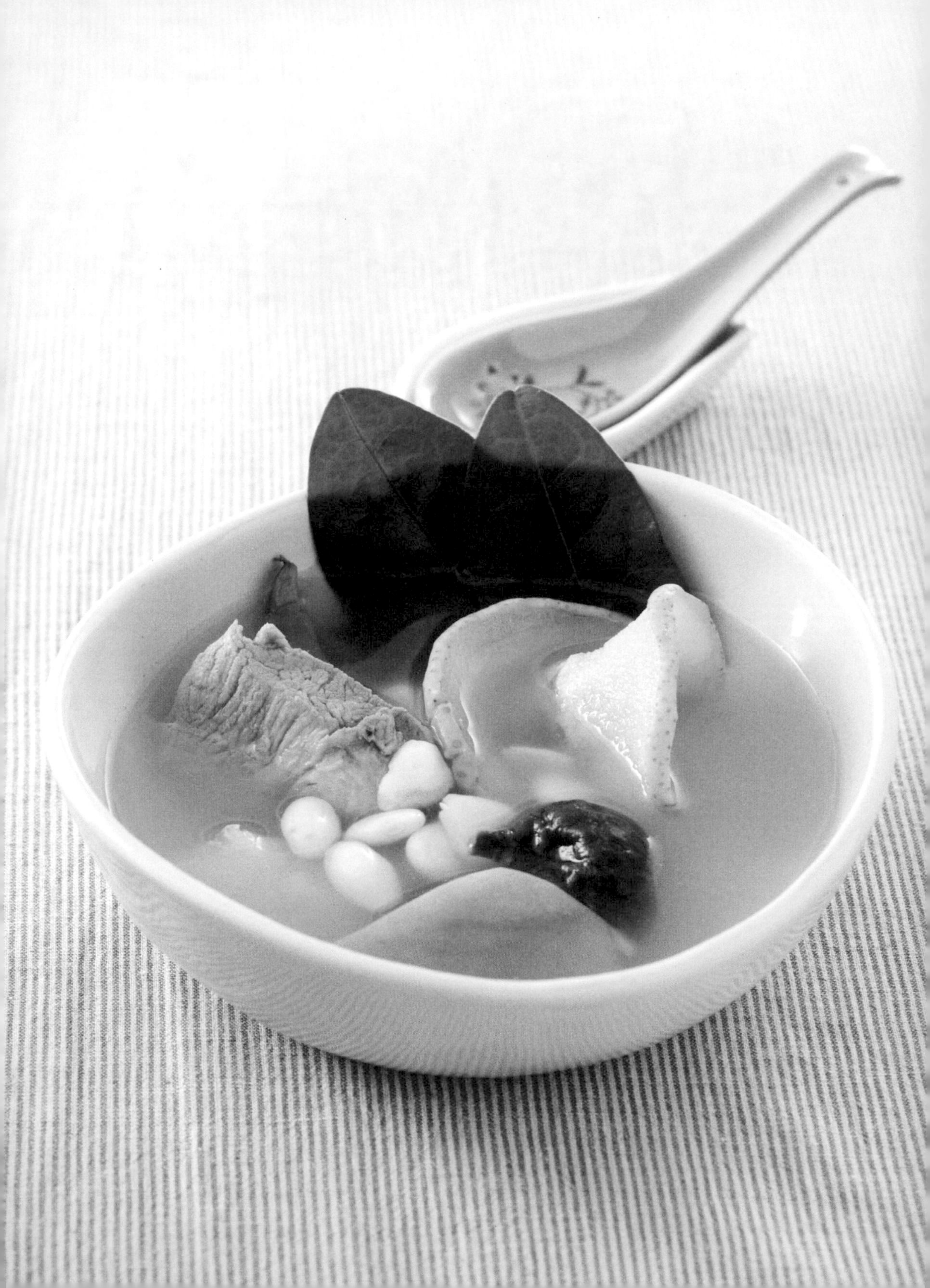

龍利葉蘋果南北杏湯

材料

新鮮龍利葉 30 克、蘋果（連皮）2 個、南北杏 15 克、無花果乾 4 枚、梨乾 15 克、白扁豆 30 克、豬腱 300 克

做法

1. 把所有材料洗淨。豬腱汆燙。蘋果去芯、切大塊備用。
2. 鍋中加入約 2500 毫升水，放入全部材料，武火煮至水滾，改文火煮 1.5 小時，最後加鹽調味即可。

功效

潤肺、化痰止咳，舒緩感冒後咳嗽等症狀。

小撇步 Tips

龍利葉性平，具清熱潤肺、化痰止咳功效，鮮品常見於菜市場，如找不到鮮品可以 15 克乾品代替。

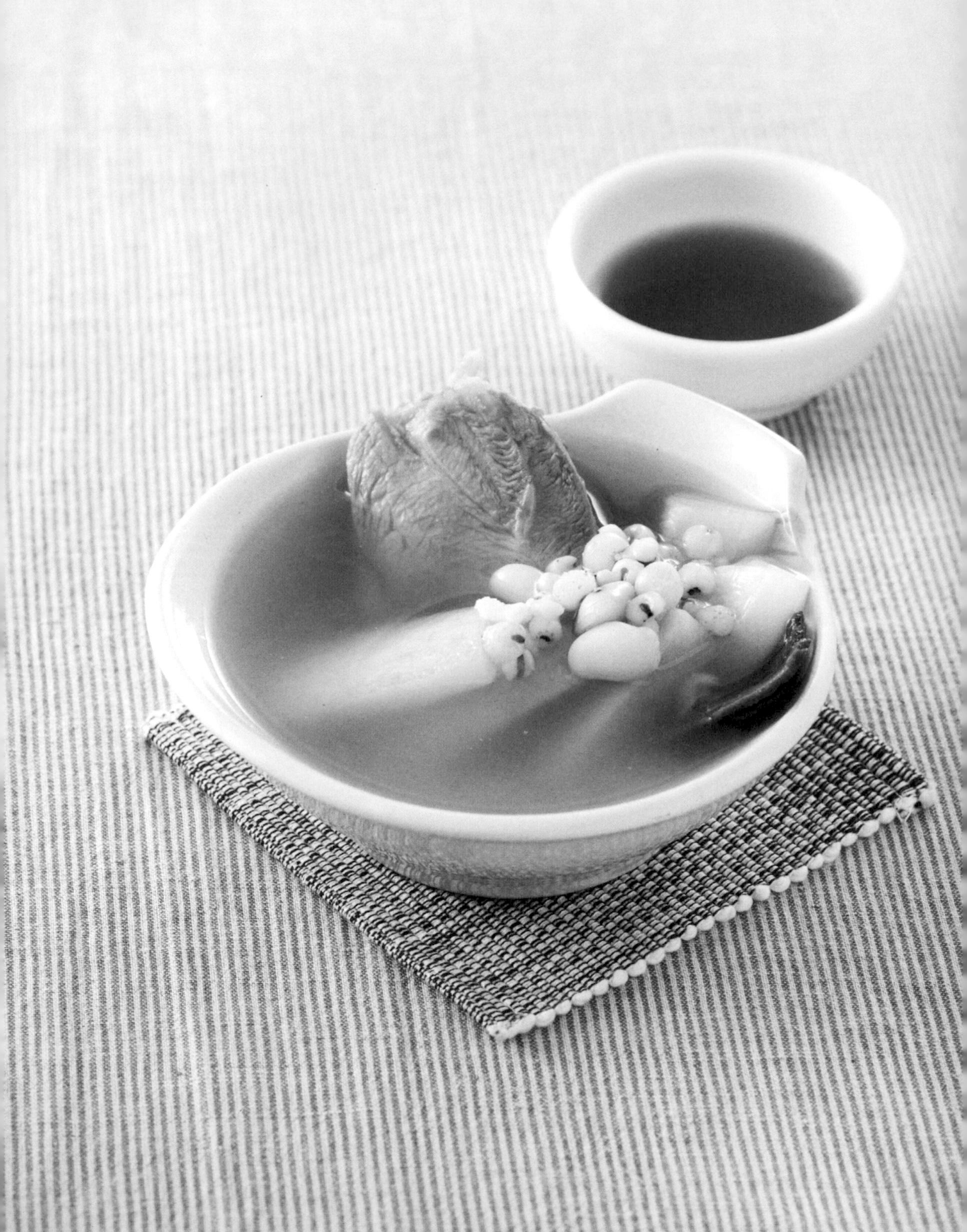

櫛瓜白扁豆薏仁湯

• 材料

櫛瓜 2 個、白扁豆 15 克、生熟薏仁各 30 克、陳皮 1 角、豬腱 300 克

• 做法

1. 把所有材料洗淨。豬腱汆燙。櫛瓜去皮、切大塊備用。
2. 鍋中加入約 2500 毫升水，放入全部材料，武火煮至水滾，改文火煮 2 小時，最後加鹽調味即可。

• 功效

健脾化濕消暑、行氣利水，舒緩身體及四肢困重、腫脹、食慾差等症狀。

小撇步 Tips

白扁豆消暑能力較強，炒扁豆則止瀉功能較強。兩者都有健脾祛濕的功效，適合濕熱及痰濕的人。

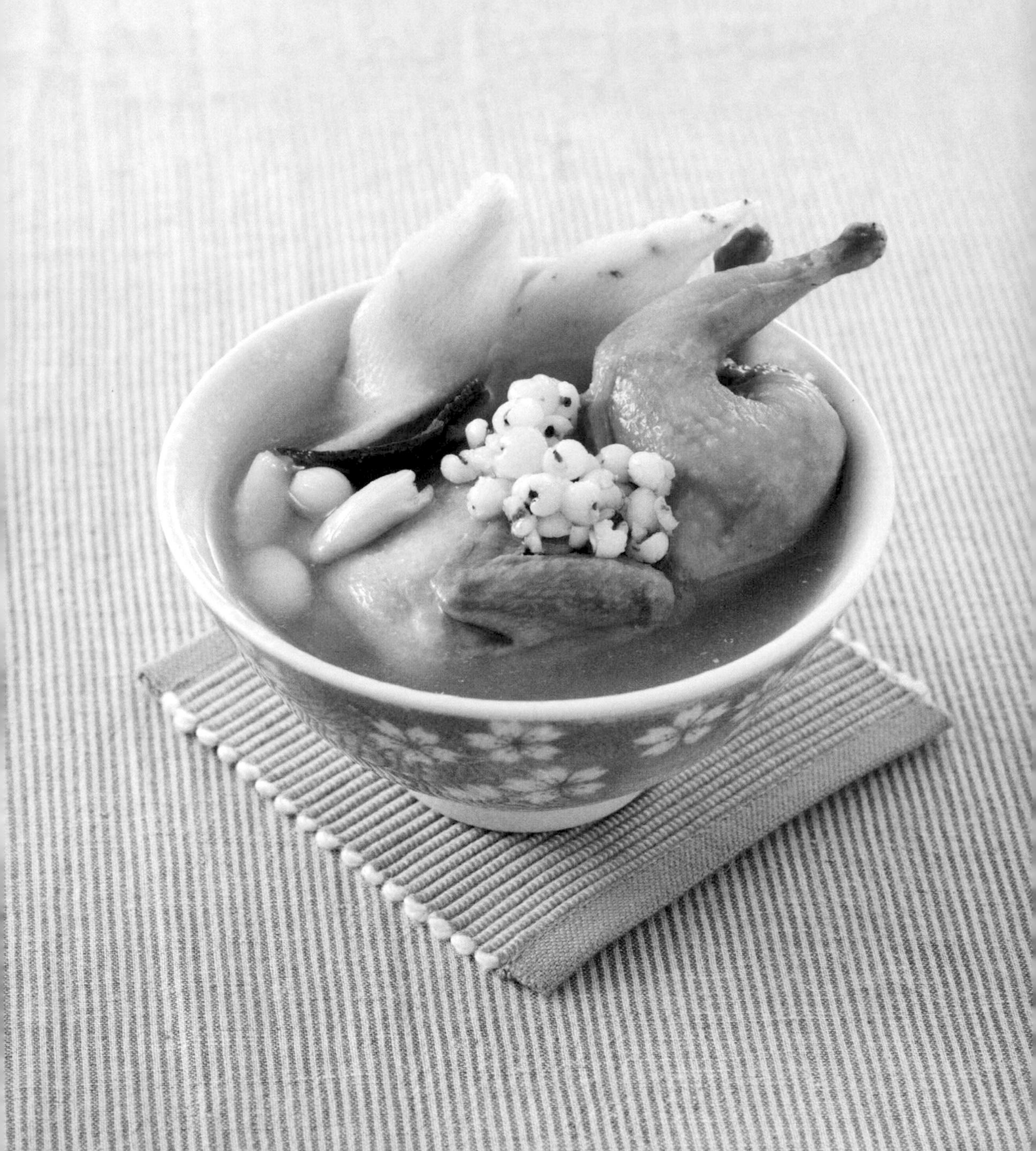

薏仁淮山白扁豆鵪鶉湯

材料

生熟薏仁各 30 克、淮山 15 克、白扁豆 15 克、鵪鶉 2 隻、陳皮 1 角

做法

1. 把所有材料洗淨。鵪鶉汆燙。藥材洗淨備用。
2. 鍋中加入約 2500 毫升水，放入全部材料，武火煮至水滾，改文火煮 2 小時，最後加鹽調味即可。

功效

健脾化濕消暑，舒緩身體及四肢困重、胃脹、食慾差等症狀。

小撇步 Tips

薏仁、淮山、白扁豆同屬白色食物。白色在五行歸肺，能益氣行氣。

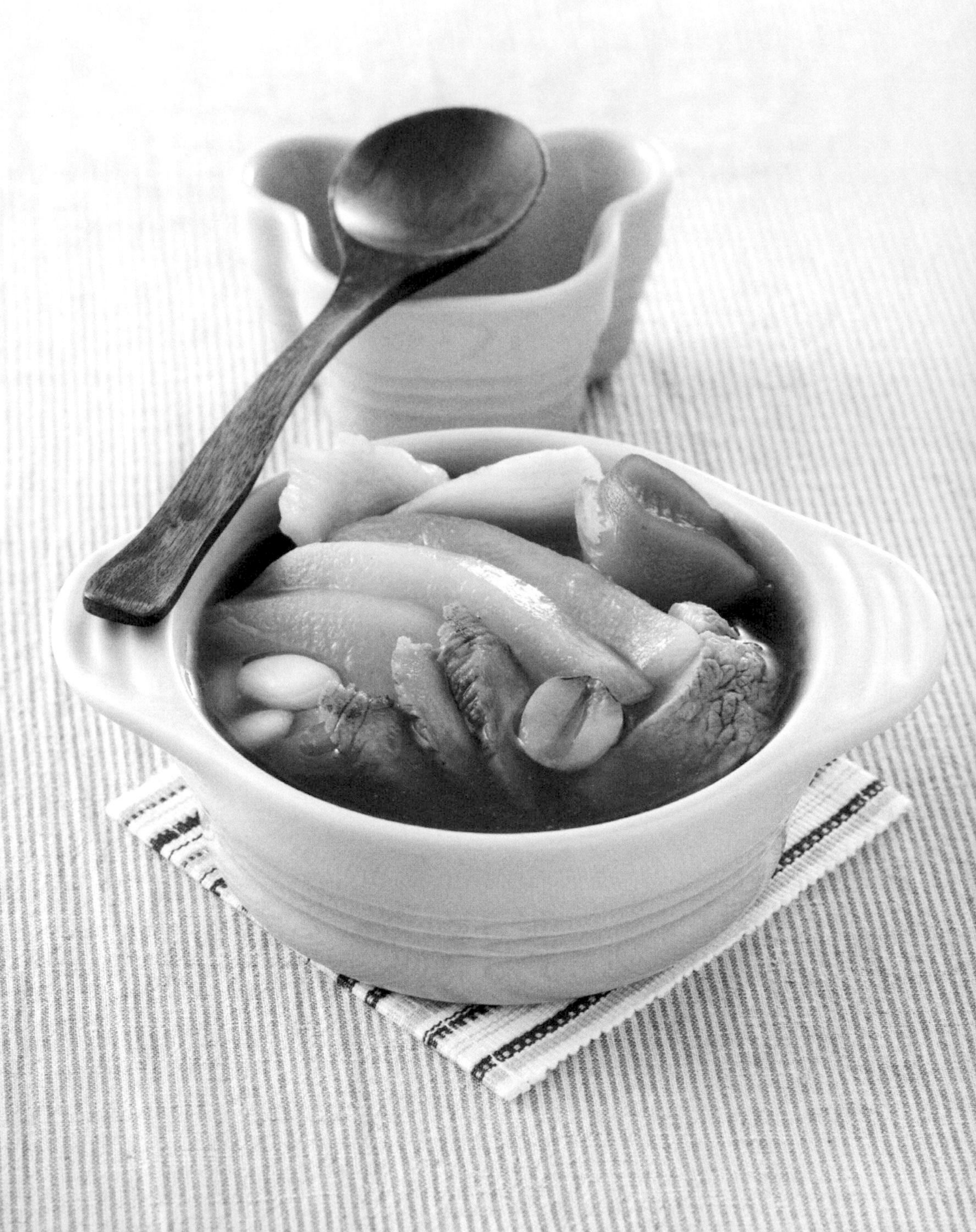

哈密瓜黨參淮山白扁豆湯

• 材料

哈密瓜半個、黨參 20 克、淮山 15 克、白扁豆 15 克、蓮子 20 克、冰鮮螺頭 3 個、豬腱 300 克

• 做法

1. 把所有材料洗淨。哈密瓜去皮去核切大塊。冰鮮螺頭與豬腱汆燙備用。
2. 鍋內加入 2000 毫升水，加入所有材料，武火煮滾後調文火煮 2 小時，最後加鹽調味即可。

• 功效

益氣健脾化濕，舒緩神疲乏力、嗜睡、食慾差、睡眠不安寧等症狀。

濕熱體質

宜多選擇清熱祛濕的食材，如生薏仁、綠豆、赤小豆、土茯苓、木棉花、冬瓜、粉葛、荷葉、玉米鬚、劍花等。

濕熱體質十大常備煲湯食材

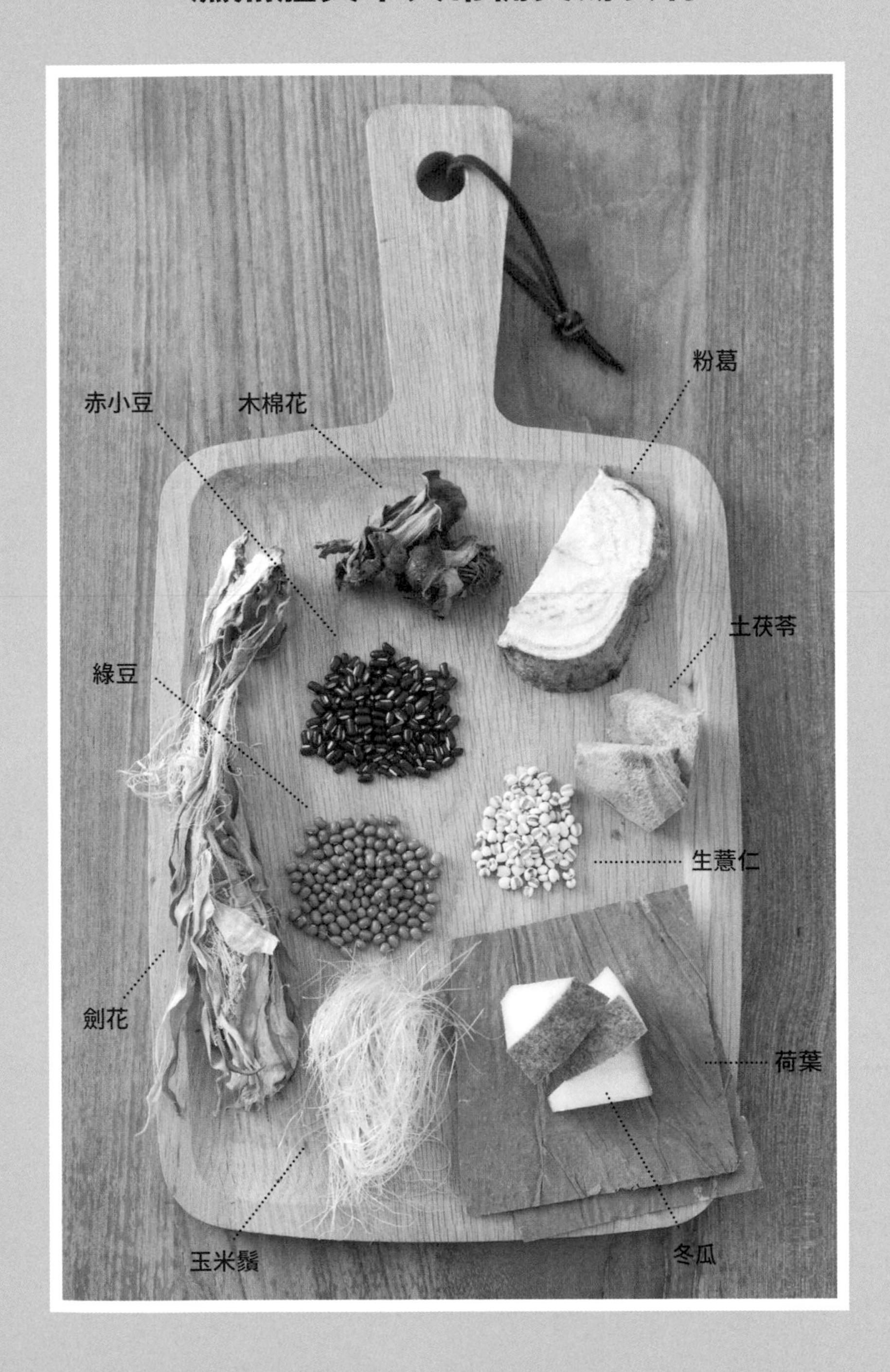

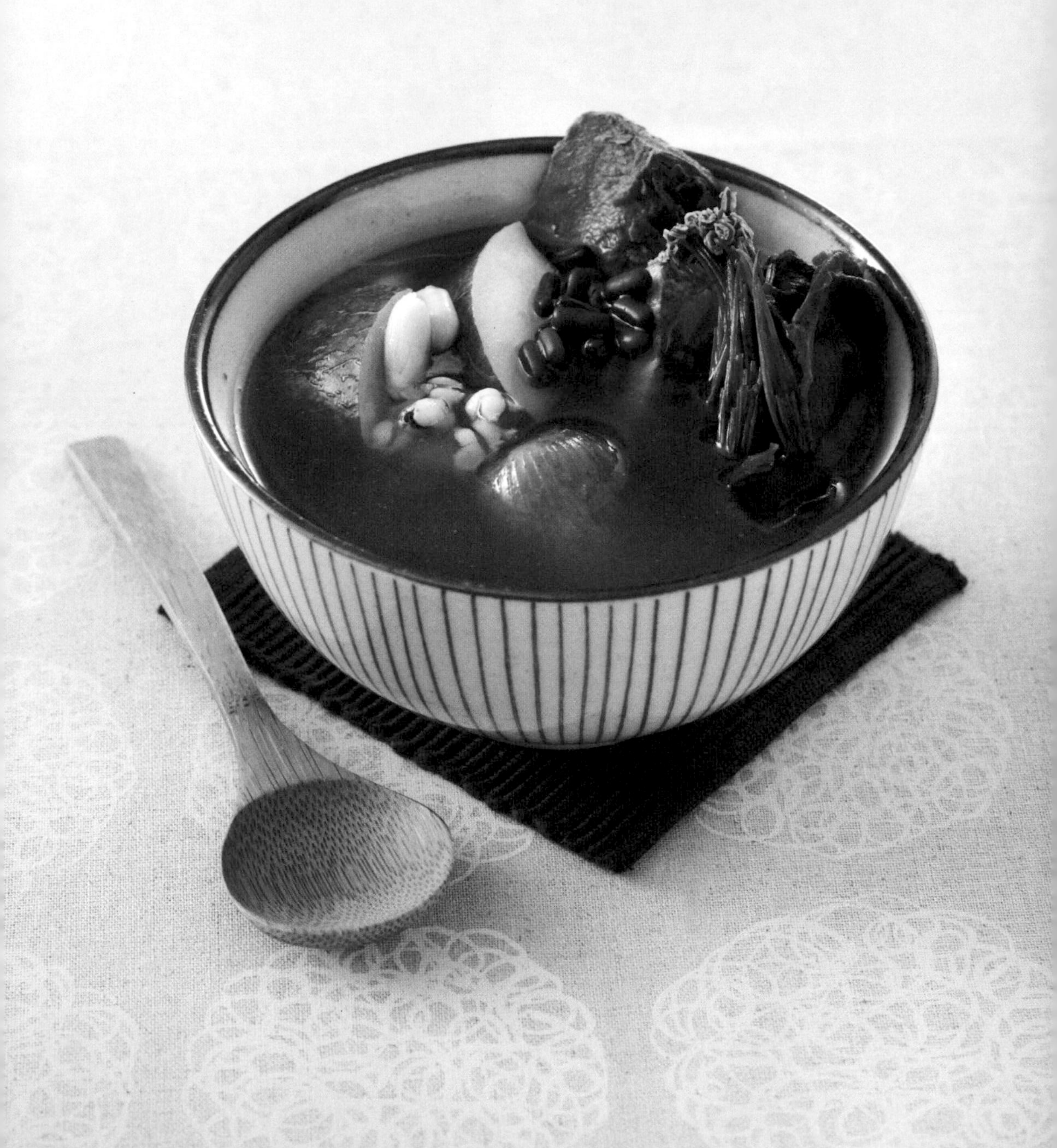

黃瓜土茯苓赤小豆素湯

●材料

黃瓜 1 條、土茯苓 30 克、木棉花 15 克、白扁豆 30 克、赤小豆 60 克、生薏仁 40 克、蜜棗 3 顆

●做法

1. 把所有材料洗淨。黃瓜去皮、切大塊備用。
2. 鍋中加入約 2500 毫升水，放入全部材料，武火煮至水滾，改文火煮 2 小時，最後加鹽調味即可。

●功效

清熱解毒祛濕，舒緩皮膚暗瘡、粉刺，臉多油或濕疹皮膚痕癢等症狀。

小撇步 Tips

木棉花具清熱解毒的作用，是五花茶的主要材料。與雞蛋花一同泡茶飲用能舒緩尿量少、色黃、味臭等濕熱症狀。

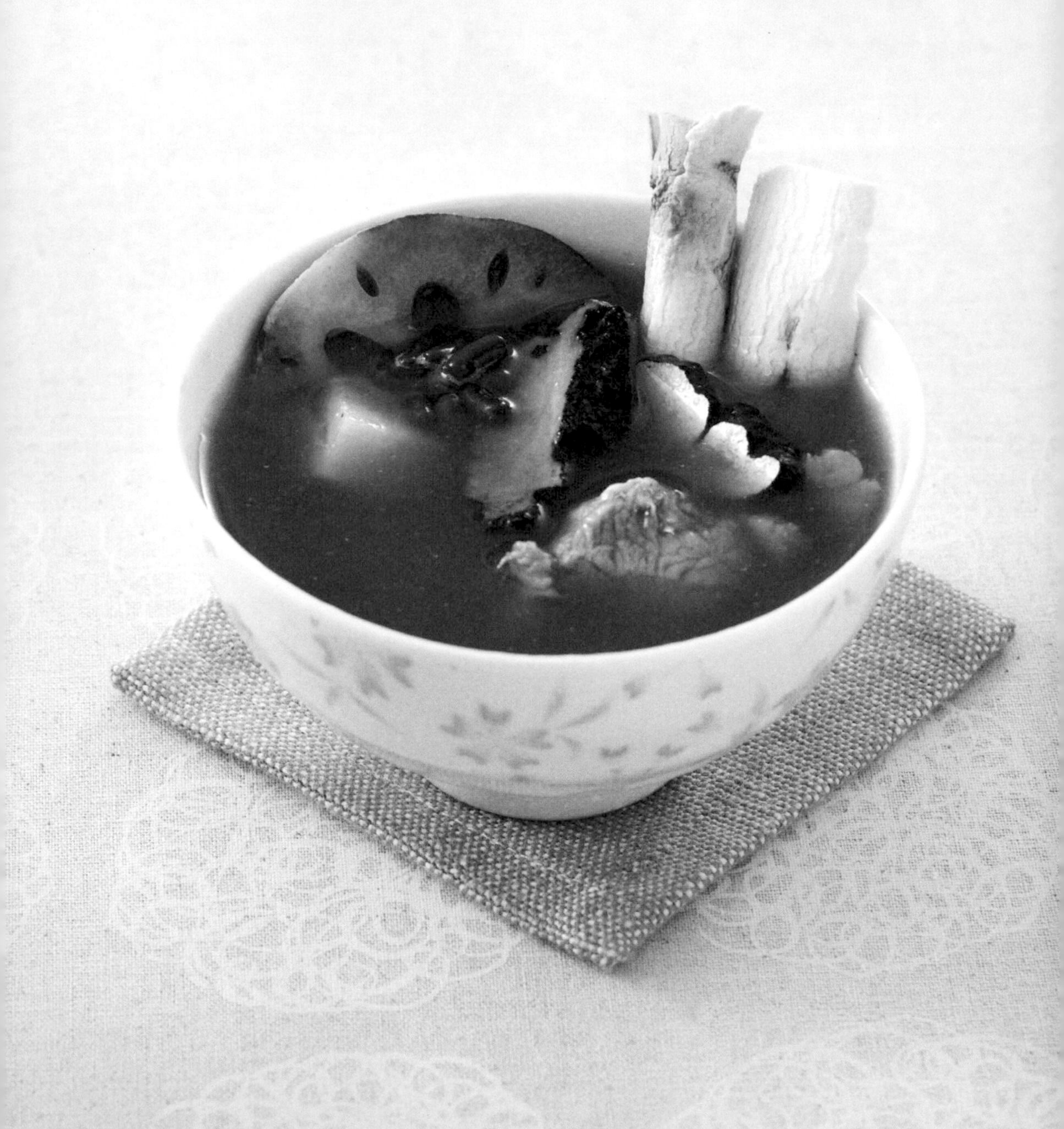

粉葛蓮藕茯苓赤小豆湯

●材料

粉葛 1 個、蓮藕 1 根、茯苓 15 克、赤小豆 60 克、豬苓 15 克、豬腱 300 克

●做法

1. 把所有材料洗淨。豬腱汆燙。粉葛、蓮藕去皮切大塊備用。
2. 鍋中加入約 2500 毫升水，放入全部材料，武火煮至水滾，改文火煮 1.5 小時，最後加鹽調味即可。

●功效

清熱祛濕，利水消腫，舒緩皮膚暗瘡、粉刺，臉多油或身體困重、腫脹，小便偏黃，腳氣（足癬）等症狀。

小撇步 Tips

粉葛能清熱、止渴生津，煲湯能去骨火，還有解酒解毒的功效。

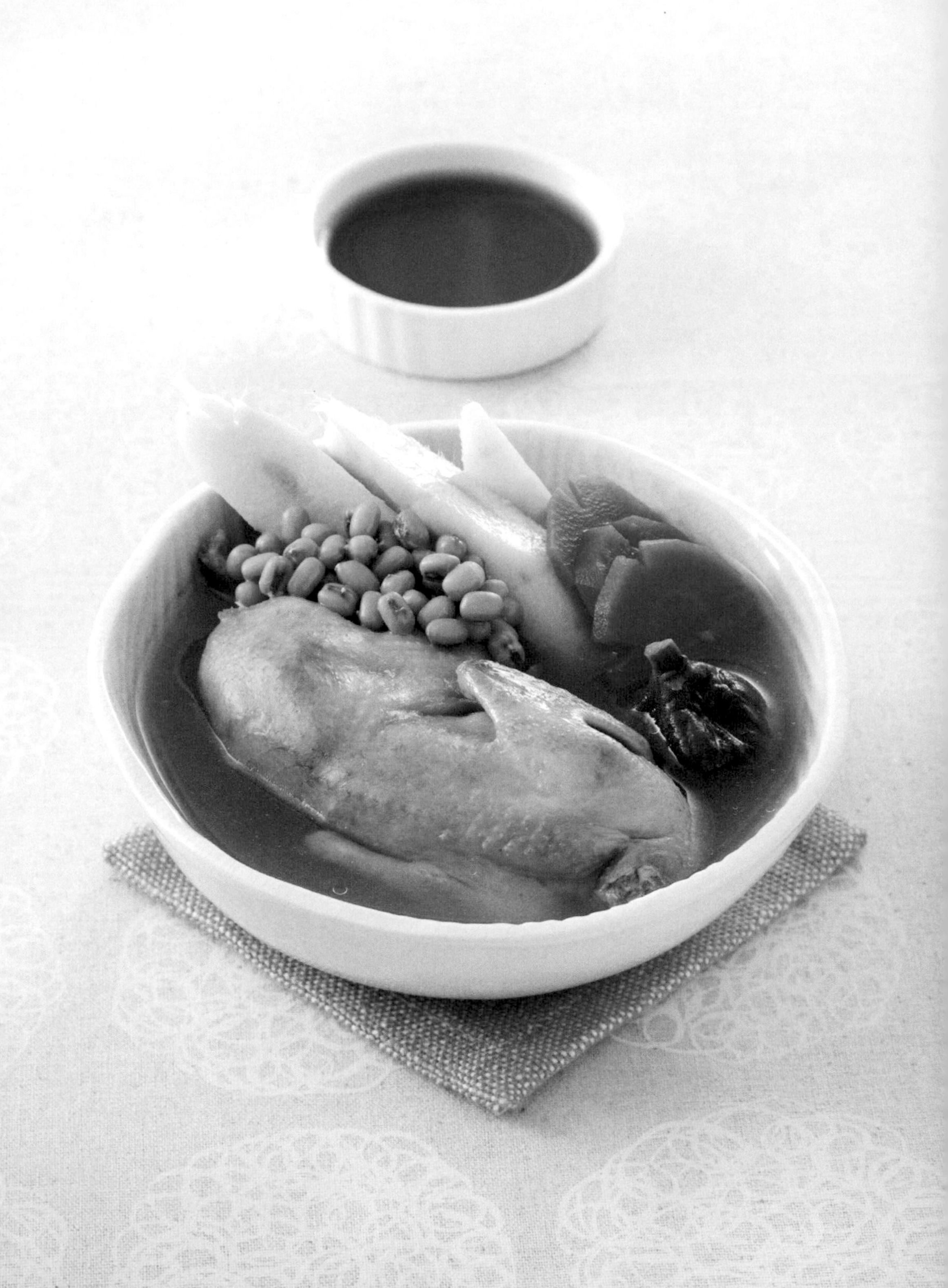

鮮竹芋綠豆鵪鶉湯

● 材料

新鮮竹芋 300 克、鵪鶉 1 隻、綠豆 30 克、紅蘿蔔 2 根、無花果 4 枚、蜜棗 2 枚

● 做法

1. 把所有材料洗淨。鵪鶉汆燙。竹芋、紅蘿蔔去皮切大塊備用。
2. 鍋中加入約 2500 毫升水，放入全部材料，武火煮至水滾，改文火煮 1.5 小時，最後加鹽調味即可。

● 功效

清熱解毒利尿，舒緩小便偏黃、口苦口乾、多眼垢等症狀。

● 注意

此湯感冒未清者不宜服用。

小撇步 Tips

新鮮竹芋具清熱解毒及利尿功效，通常於十二月至三月能於市場買到。

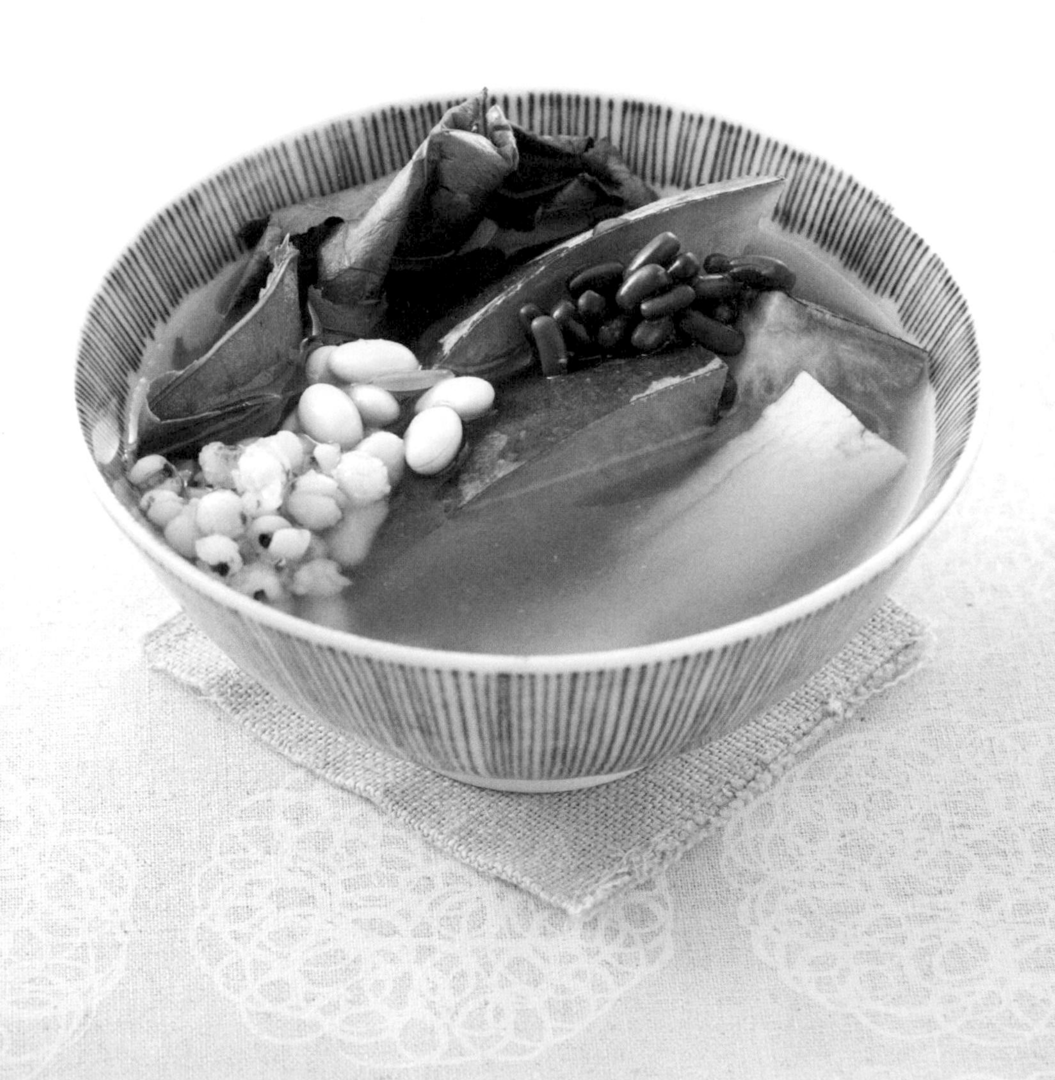

冬瓜荷葉薏仁茯苓素湯

●材料

冬瓜（連皮）2 斤、荷葉 30 克、生薏仁 30 克、茯苓 15 克、赤小豆 15 克、黃豆 30 克

●做法

1. 把所有材料洗淨。冬瓜連皮切大塊備用。
2. 鍋中加入約 2000 毫升水，放入全部材料，武火煮至水滾，改文火煮 1 小時，最後加鹽調味即可。

●功效

清熱利濕，消腫減肥，舒緩身體四肢困重、肥胖等症狀。

小撇步 Tips

荷葉能清熱解暑祛濕，此湯尤其適合夏天消暑飲用。

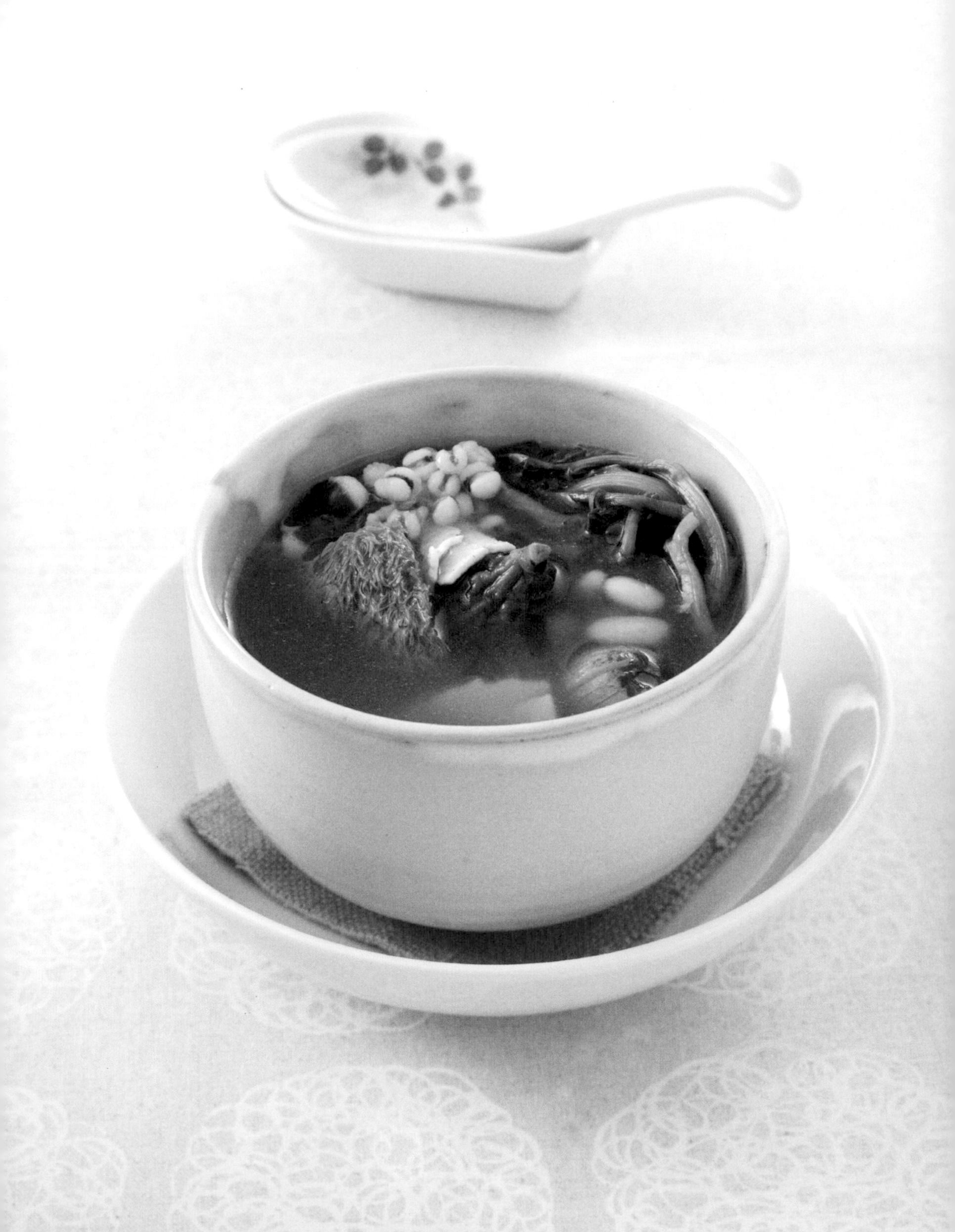

西洋菜猴頭菇芡實素湯

● 材料

西洋菜 600 克、猴頭菇 1 個、芡實 15 克、生薏仁 30 克、無花果乾 4 枚、蜜棗 4 枚

● 做法

1. 把所有材料洗淨。西洋菜以清水加鹽反覆浸泡數次。
2. 加入約 2500 毫升水，放入全部材料，武火煮至水滾，改文火煮 2 小時，最後加鹽調味即可。

● 功效

清熱健脾利濕，幫助消化，舒緩口苦口乾、胃脹、胃部不適等症狀。

小撇步 Tips

西洋菜性涼，有清熱潤肺的功效，適合身體有熱象如便秘、口乾時飲用。

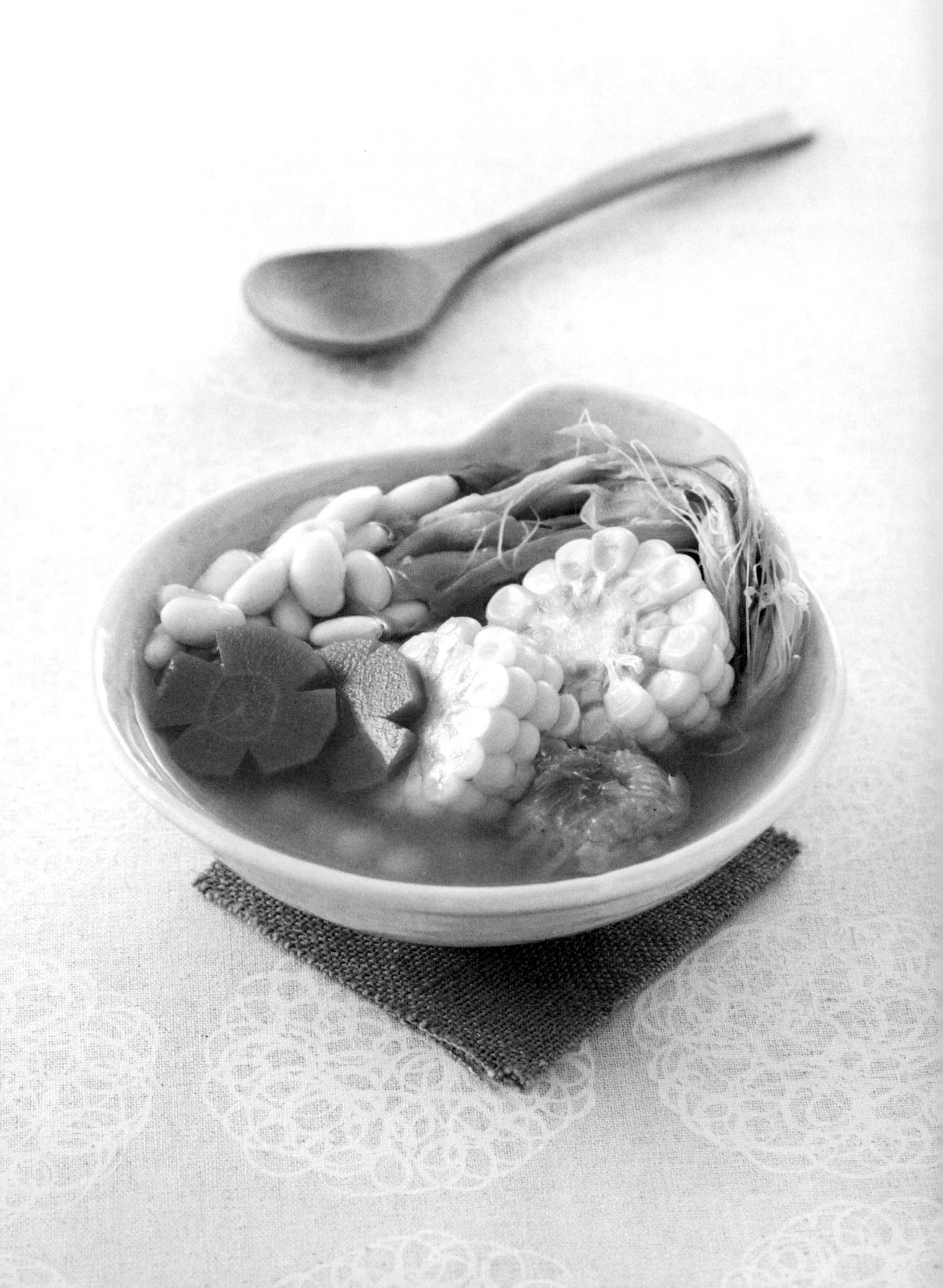

劍花白扁豆玉米紅蘿蔔素湯

●材料

劍花 2 朵、白扁豆 30 克、玉米（連鬚連芯）2 根、紅蘿蔔 2 根、黃豆 30 克、蜜棗 3 枚

●做法

1. 所有材料洗淨備用。紅蘿蔔去皮、玉米連芯連鬚，切大塊備用。
2. 鍋中加入約 2000 毫升水，放入全部材料，武火煮至水滾，改文火煮 1 小時，最後加鹽調味即可。

●功效

清熱利水滲濕，舒緩口氣、腳氣（足癬）、小便偏黃、口苦口乾等症狀。

小撇步 Tips

玉米鬚具祛濕消腫、利尿的功效，夏季用玉米鬚煮茶尤適合一家大小飲用。

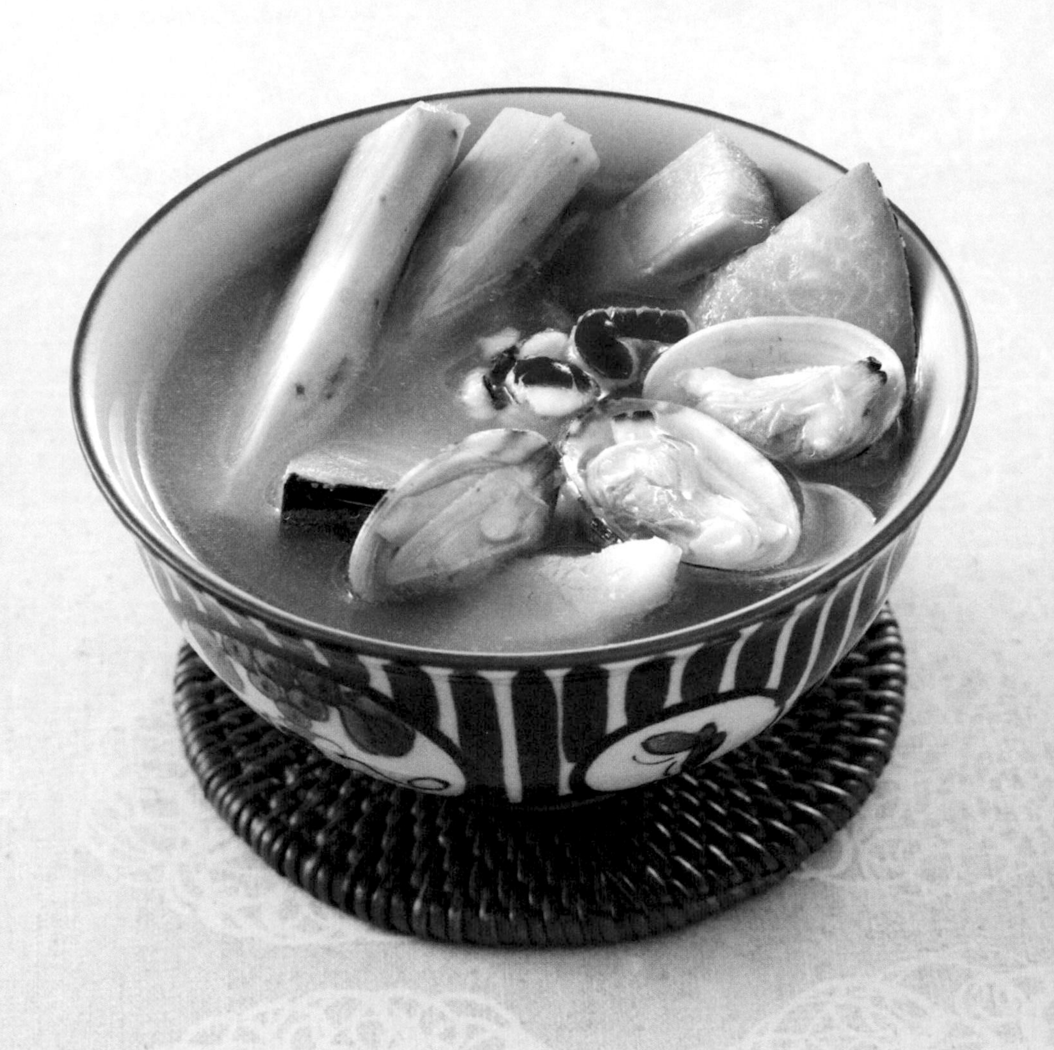

冬瓜牛蒡芡實蜆湯

● 材料

冬瓜連皮半斤、牛蒡 1 條、蜆 200 克、芡實 15 克、薑 1 片

● 做法

1. 把所有材料洗淨備用。冬瓜切大塊、牛蒡去皮切厚片狀。
2. 蜆於開水中煮幾分鐘至蜆殼打開。
3. 鍋中加入約 2000 毫升水，放入全部材料，武火煮至水滾，改文火煮 1 小時，最後加鹽調味即可。

● 功效

清熱利濕，舒緩口氣、腳氣（足癬）、小便偏黃、口苦口乾等症狀。

小撇步 Tips

牛蒡性寒，有清熱解毒、利尿的功效。牛蒡可以與紅蘿蔔及玉米一同煲湯，鮮甜味美。

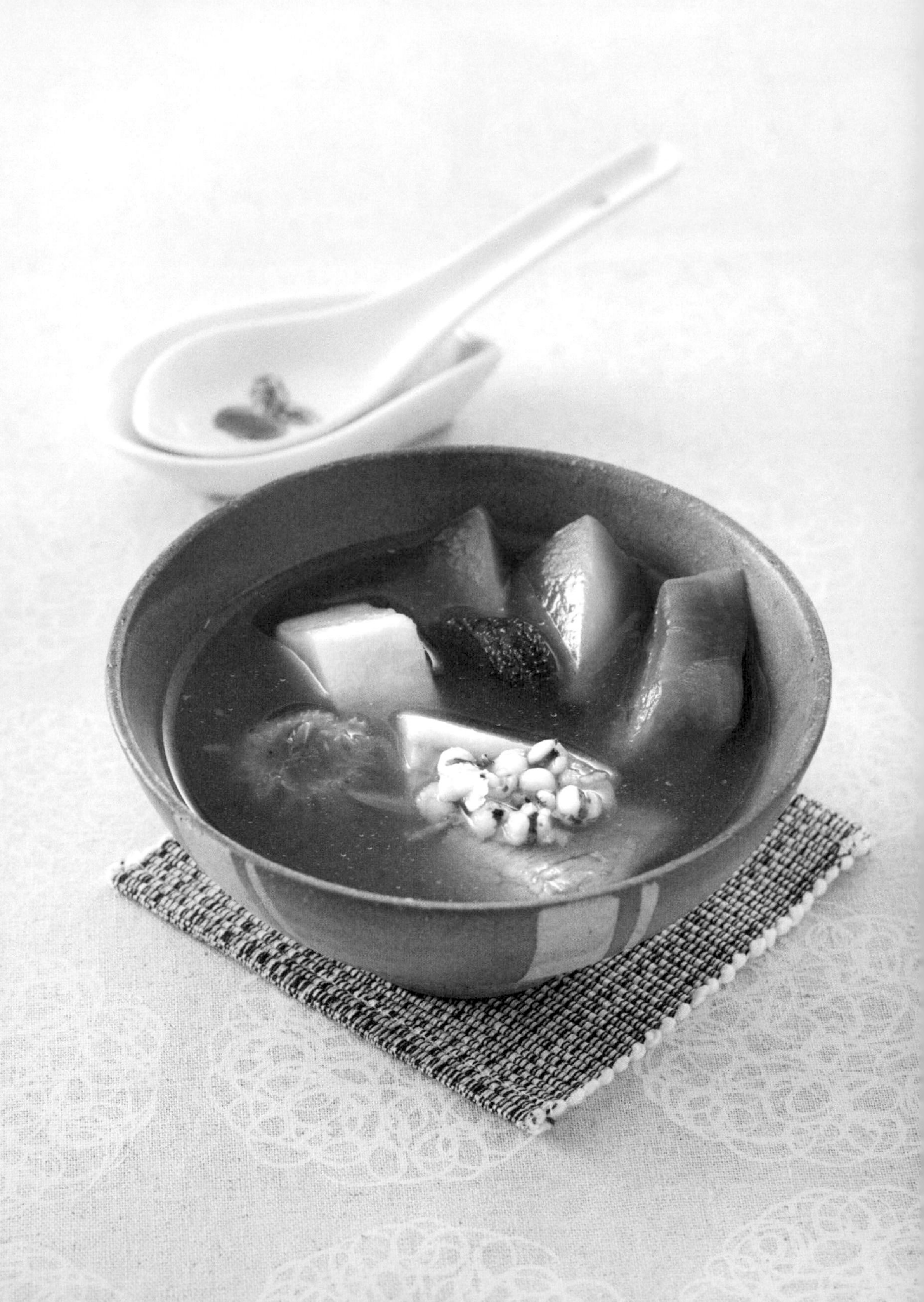

粉葛木瓜薏仁湯

● 材料

粉葛 1 塊、熟木瓜 1 個、生薏仁 40 克、陳皮 1 塊、蜜棗 4 顆、豬腱 300 克

● 做法

1. 把所有材料洗淨。豬腱汆燙。粉葛去皮、木瓜去皮去籽，切大塊備用。
2. 鍋中加入約 2000 毫升水，放入全部材料，武火煮至水滾，改文火煮 1.5 小時，最後加鹽調味即可。

● 功效

清熱利濕，舒緩因工作繁忙而感覺肩頸屈伸不利等症狀。

小撇步 Tips

陳皮有理氣健脾、燥濕化痰的功效，能幫助消化及行氣。孕婦作悶欲吐，食慾減退者可以將陳皮 6 克，切絲煮粥食用。

氣虛體質

宜多選擇補氣、開胃健脾、補腎的食材， 如人參、花旗參、黨參、太子參、靈芝、淮山、黄耆、馬鈴薯、海底椰、紅蘿蔔、大棗、山藥、番薯、南瓜、栗子、白米等。

氣虛體質十大常備煲湯食材

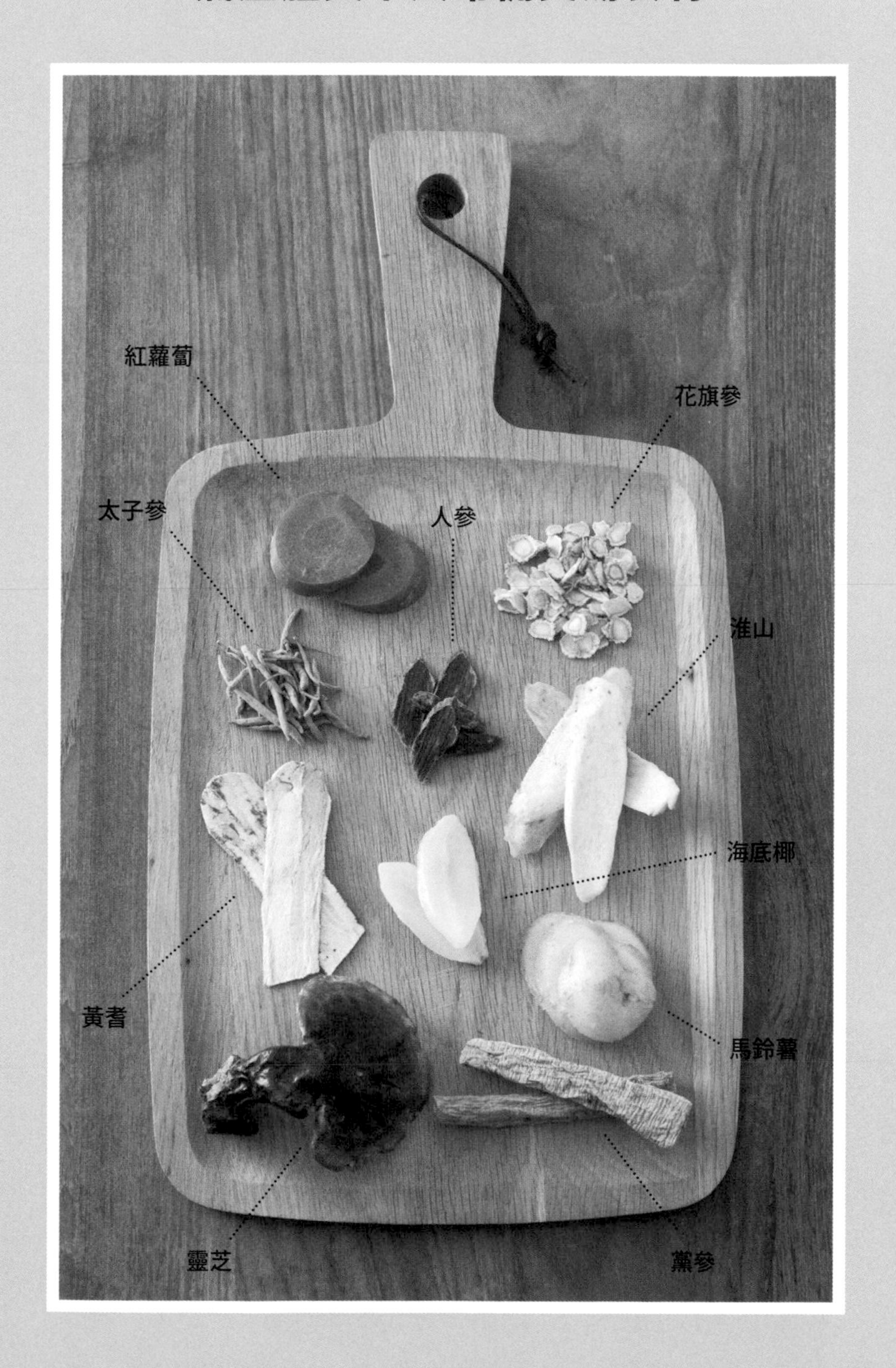

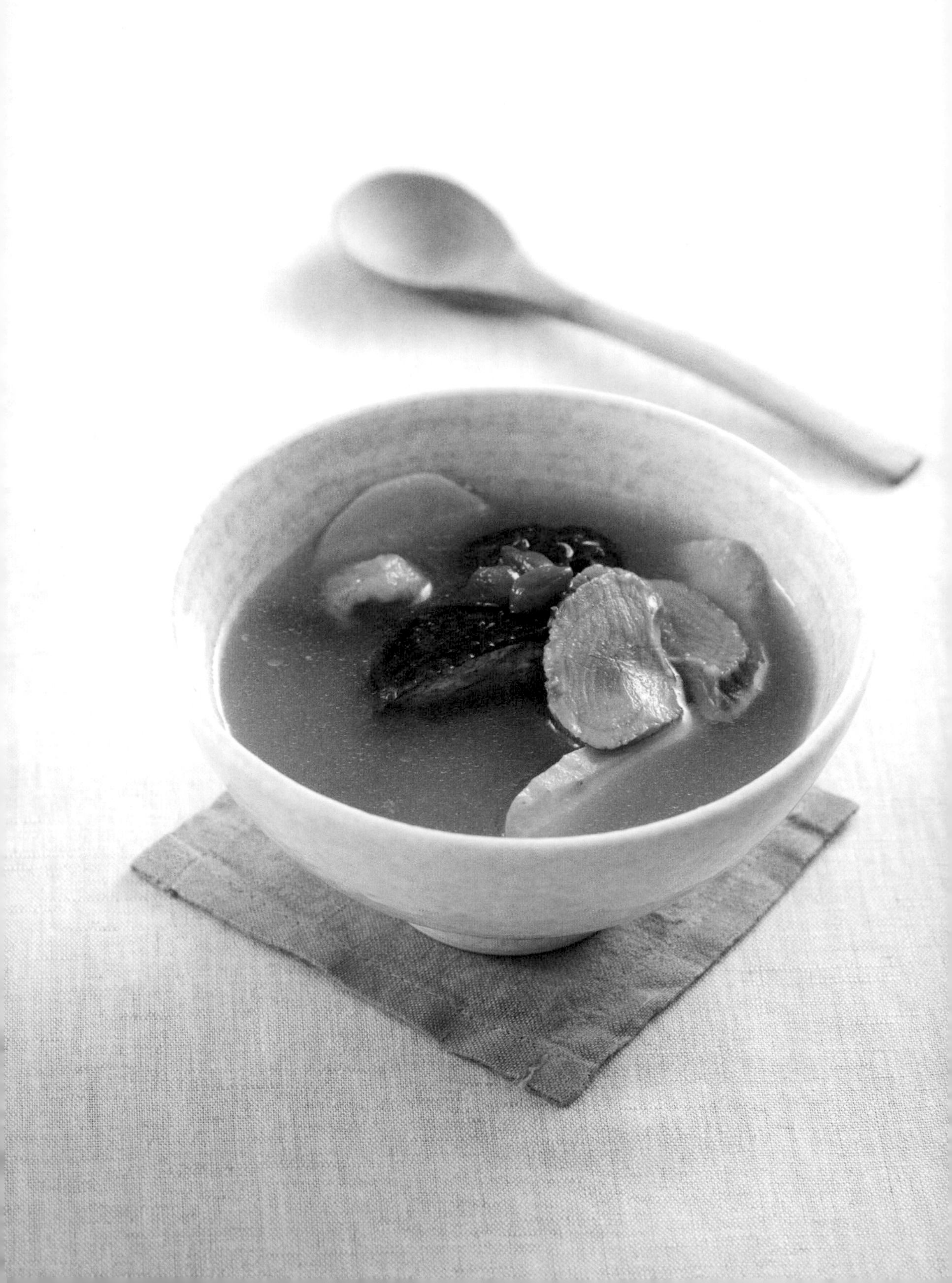

人參淮山大棗烏雞湯

● 材料

新鮮人參 1 根、淮山 20 克、大棗 4 枚、枸杞 10 克、龍眼乾 10 克、烏雞 1 隻、薑 2 片

● 做法

1. 把所有材料洗淨。烏雞汆燙備用。
2. 鍋中加入約 2500 毫升水，放入全部材料，武火煮至水滾，改文火煮 2 小時，最後加鹽調味即可。

● 功效

益氣養血，舒緩怕冷、手腳冰冷、心悸、呼吸不順暢等症狀。

● 注意

此湯感冒未清者不宜服用。

小撇步 Tips

人參具大補元氣、益智安神的功效，要注意春夏氣候偏潮濕、悶熱，體質偏熱的人更不宜飲用。

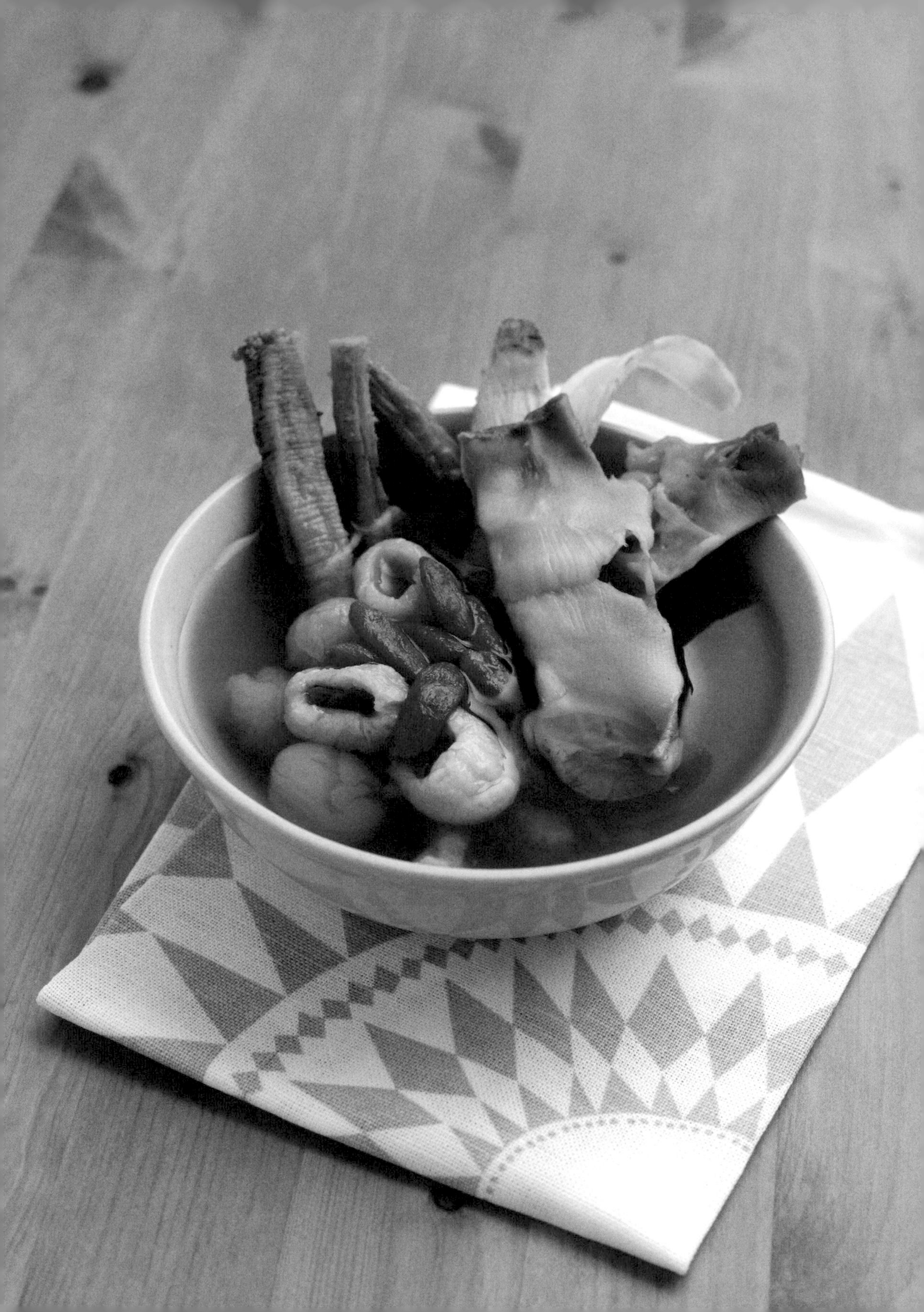

黃耆黨參螺頭湯

• 材料

黃耆 20 克、黨參 20 克、冰鮮螺頭 1 塊、乾螺頭 4 塊、龍眼乾 10 克、枸杞 10 克、豬肩胛 3-5 塊

• 做法

1. 把所有材料洗淨。豬肩胛、鮮螺頭汆燙備用。
2. 乾螺頭泡水約 1 小時。
3. 鍋中加入約 2500 毫升水，放入全部材料，武火煮至水滾，改文火煮 2 小時，最後加鹽調味即可。

• 功效

益氣養血，舒緩容易疲倦、嗜睡、氣短、自汗、眼乾等症狀。

• 注意

此湯感冒未清者不宜服用。

小撇步 Tips

黃耆又名黃芪，具補氣健脾，提升陽氣，抵禦外邪的功效。

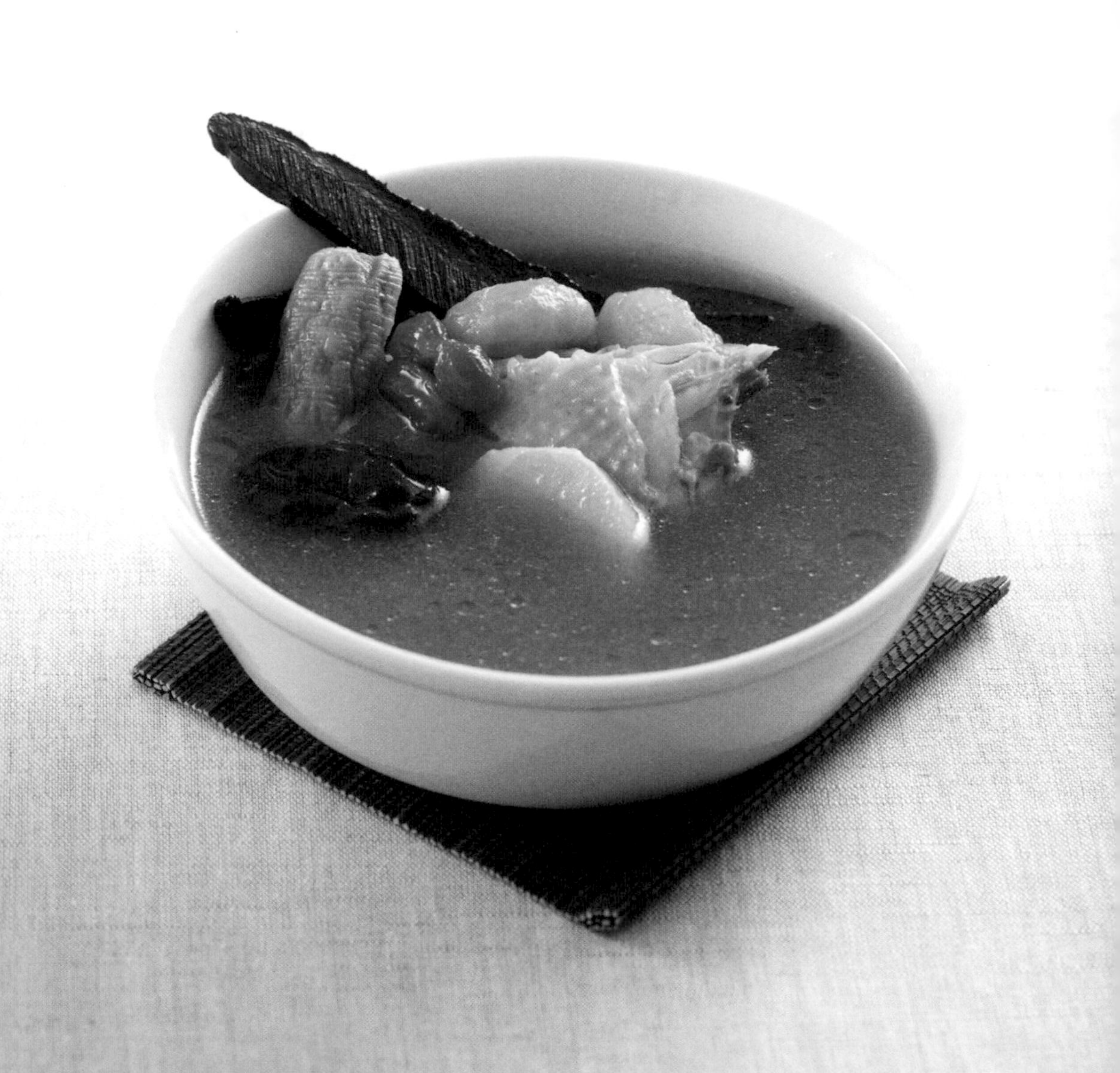

靈芝黨參大棗雞湯

● **材料**

靈芝 9 克、黨參 20 克、大棗 4 枚、枸杞 10 克、龍眼乾 10 克、雞 1 隻、薑 2 片

● **做法**

1. 把所有材料洗淨。雞汆燙備用。
2. 鍋中加入約 2500 毫升水，放入全部材料，武火煮至水滾，改文火煮 1.5 小時，最後加鹽調味即可。

● **功效**

氣血雙補，舒緩因精神壓力大、勞碌過度的精神疲累、四肢無力等症狀。

● **注意**

此湯感冒未清者不宜服用。

小撇步 Tips

靈芝性平，具補氣安神、止渴平喘的功效。如作保健用途可加蜜棗及甘草煮茶飲用， 一星期飲用一至兩次。

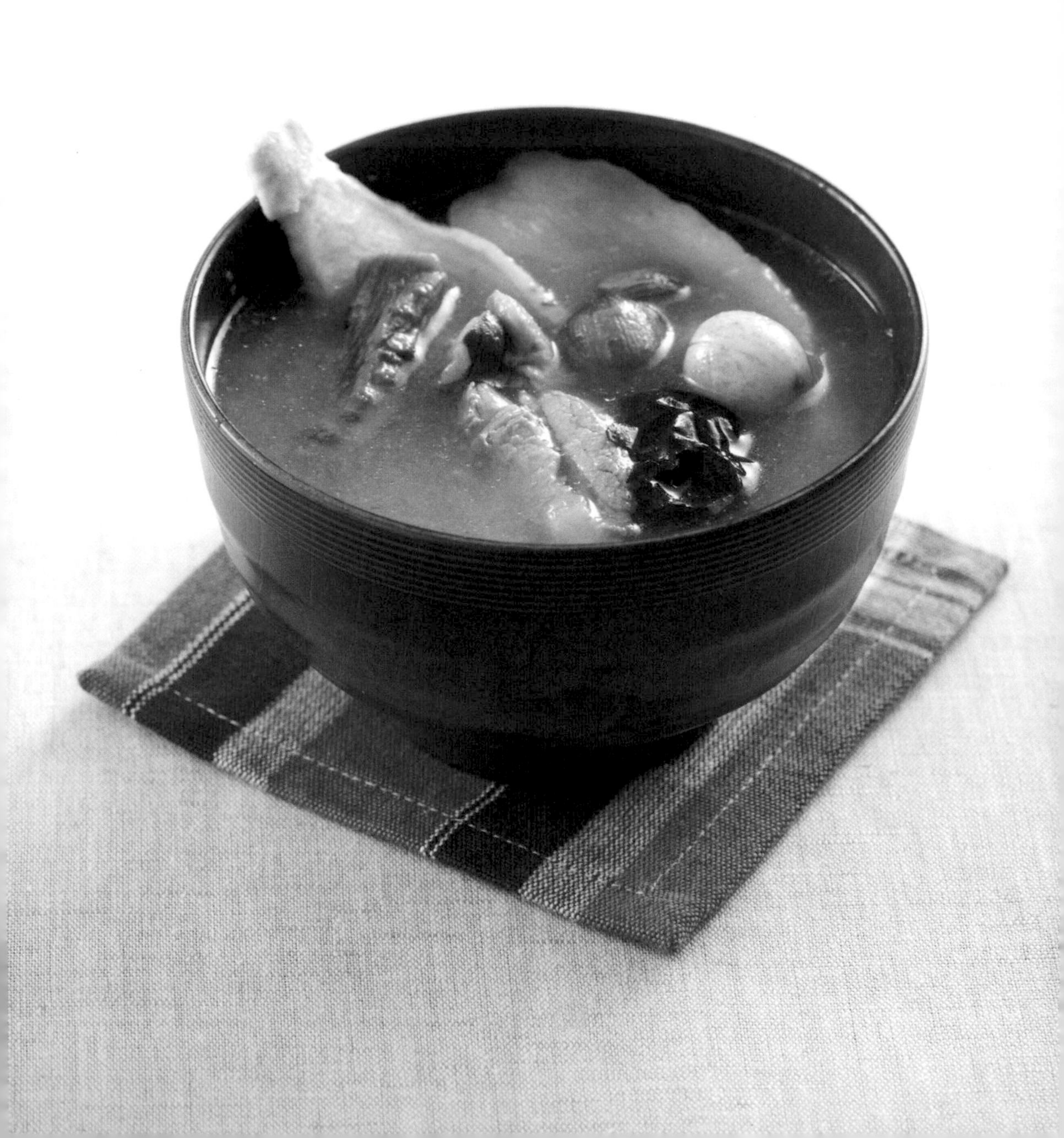

黨參淮山蓮子大棗湯

● 材料

黨參 20 克、淮山 20 克、蓮子 15 克、大棗 4 枚、豬肩胛 3-5 塊

● 做法

1. 把所有材料洗淨。豬肩胛汆燙備用。
2. 鍋中加入約 2500 毫升水，放入全部材料，武火煮至水滾，改文火煮 2 小時，最後加鹽調味即可。

● 功效

益氣養血，安神，舒緩時有頭暈、氣短、自汗等症狀。

● 注意

此湯感冒未清者不宜服用。

小撇步 Tips

黨參有健脾益肺氣，補血及生津的功效。氣虛的人早餐宜以黨參煲粥食用，一星期兩至三次。

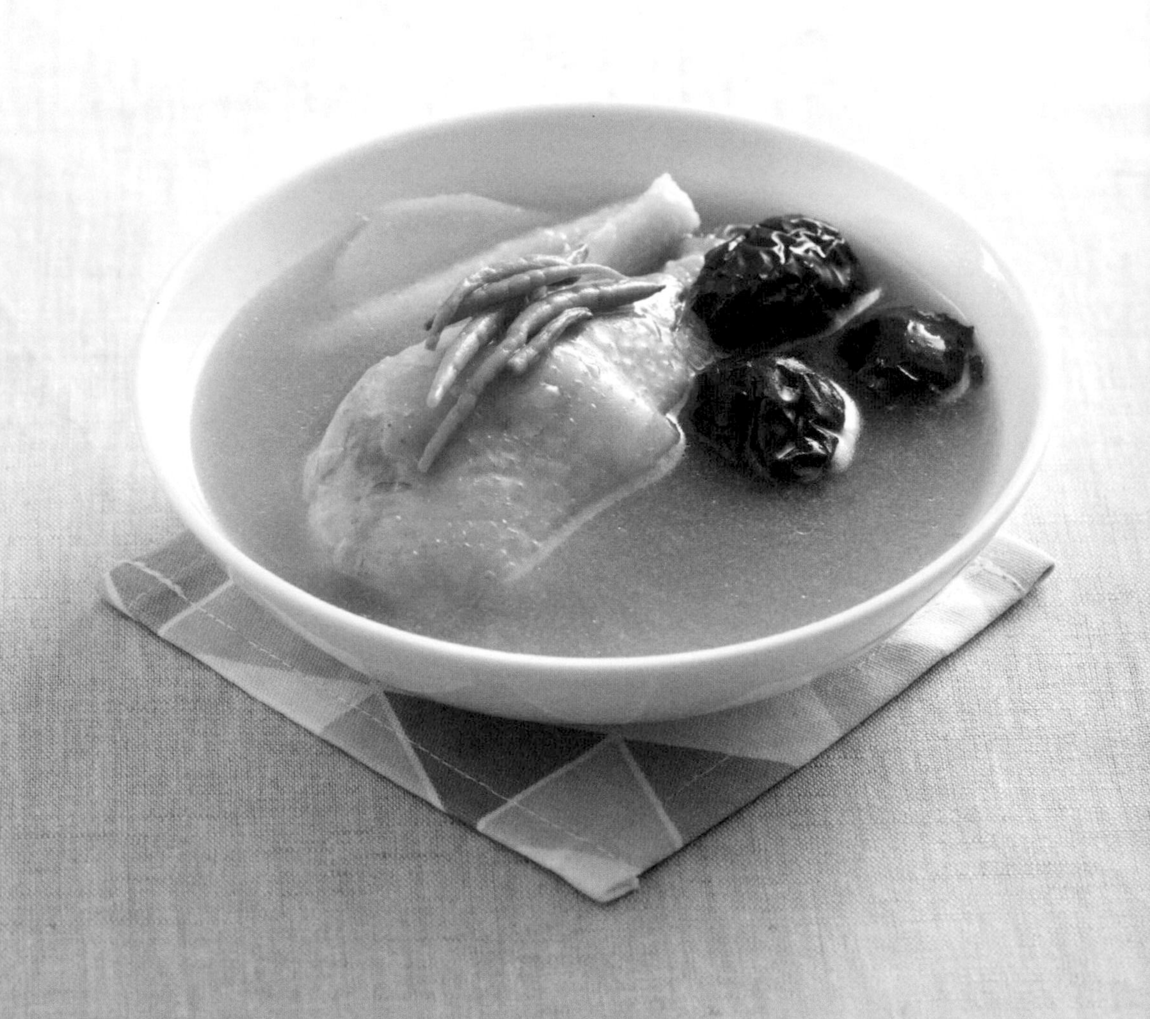

太子參沙參大棗雞湯

• 材料

太子參 15 克、沙參 15 克、大棗 5 枚、雞 1 隻、生薑 2 片

• 做法

1. 把所有材料洗淨。雞洗淨汆燙備用。
2. 鍋中加入約 1500 毫升水，放入全部材料，武火煮至水滾，改文火煮 2 小時，最後加鹽調味即可。

• 功效

養陰益氣健脾，能舒緩精神壓力引起的食慾減退、胃部不適等症狀。

• 注意

此湯感冒未清者不宜服用。

小撇步 Tips

沙參分北沙參及南沙參。兩者皆有養陰清肺、益胃生津的功效。常用作煲湯的是養陰清熱功效較強的北沙參；南沙參則能益氣、祛痰。

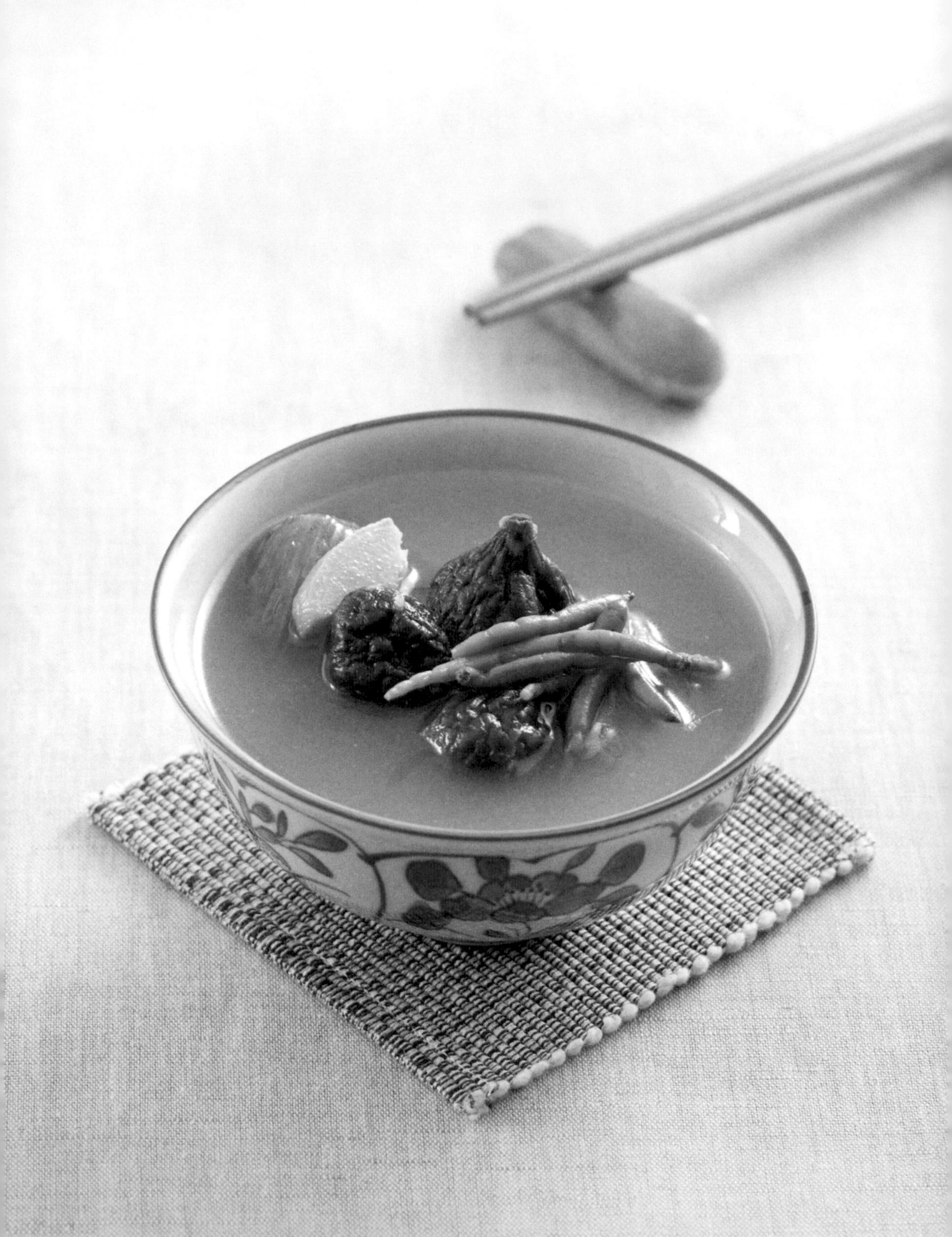

太子參無花果瘦肉湯

●材料

太子參 20 克、無花果乾 5-6 枚、蜜棗 2 枚、豬腱 300 克、薑 2 片

●做法

1. 把所有材料洗淨。豬腱汆燙備用。
2. 鍋中加入約 2500 毫升水，放入全部材料，武火煮至水滾，改文火煮 1.5 小時，最後加鹽調味即可。

●功效

補氣潤肺健脾，能舒緩口乾、說話時容易乾咳的症狀。

●注意

此湯感冒未清者不宜服用。

血虛體質

宜多選擇滋養補血、調補肝腎的食物， 如何首烏、龍眼乾、南棗、紅豆、紅腰豆、蘋果、甜菜根、菠菜、紅棗、熟地、烏雞、葡萄、黑芝麻、雞蛋等。

血虛體質十大常備煲湯食材

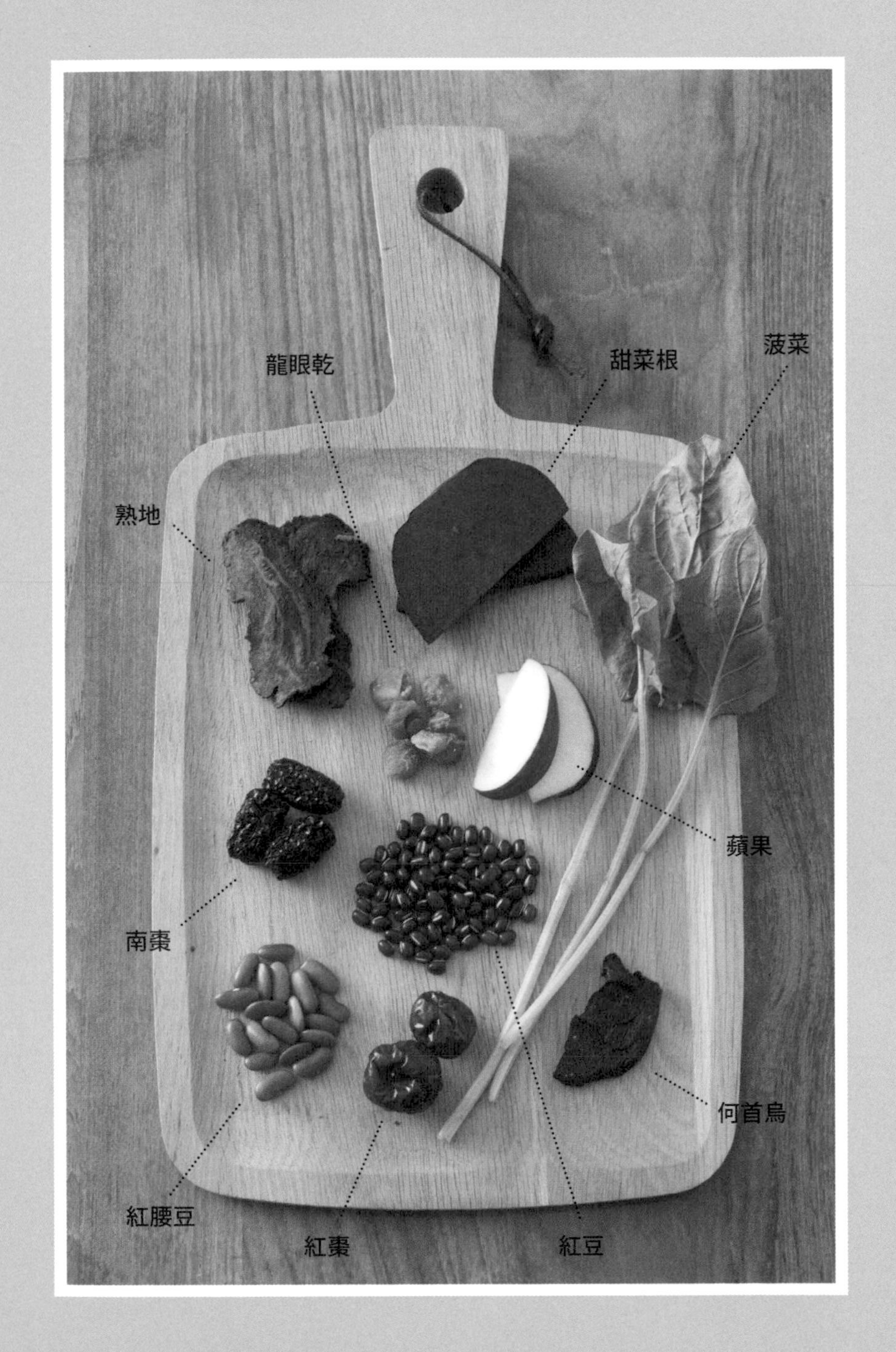

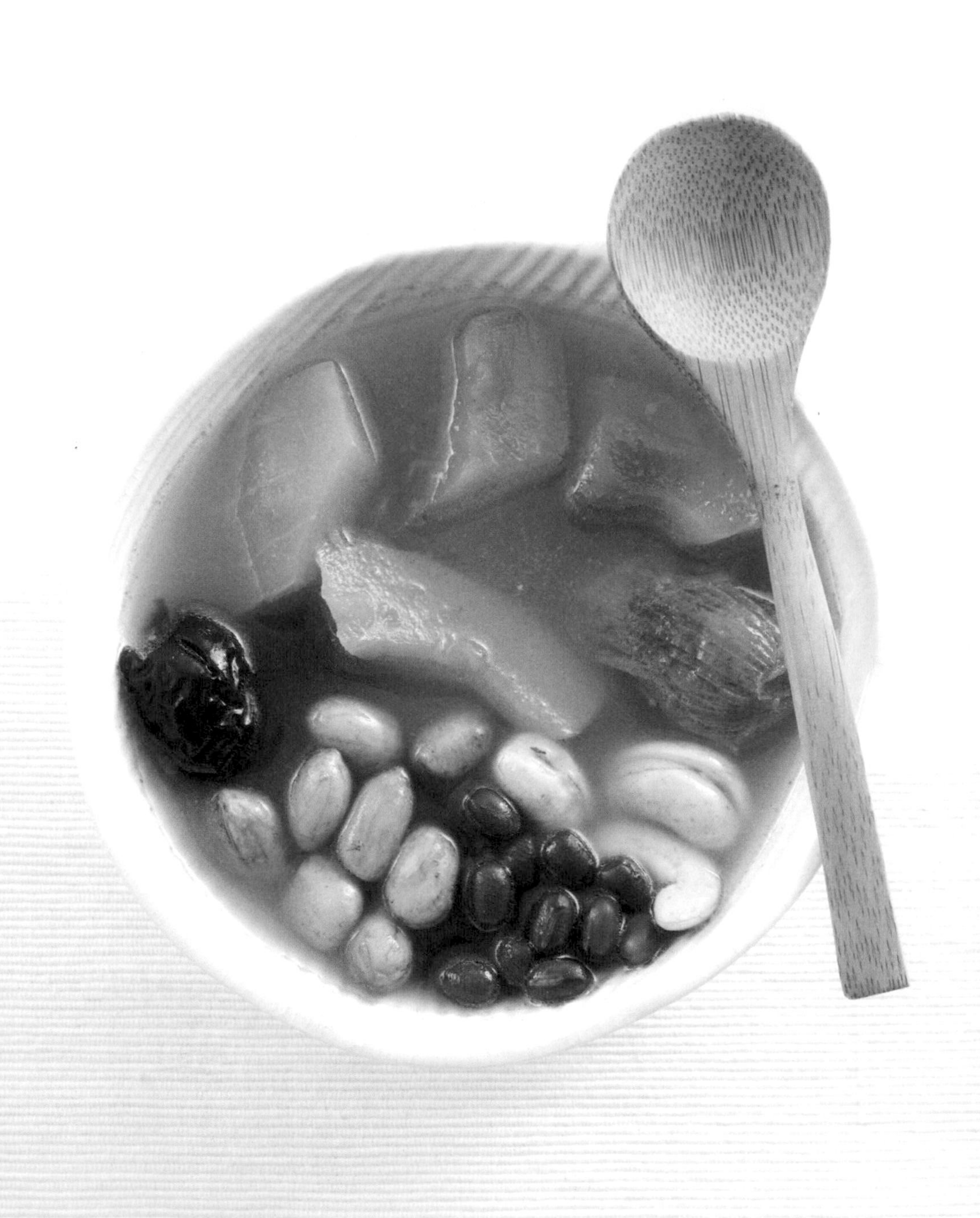

木瓜南瓜紅豆腰果素湯

● 材料

熟木瓜 1 個、南瓜半個、紅豆 30 克、腰果 30 克、花生 30 克、大棗 4 枚、蜜棗 2 枚

● 做法

1. 把所有材料洗淨備用。木瓜、南瓜去皮去籽，切大塊備用。
2. 鍋中加入約 2000 毫升水，放入全部材料，武火煮至水滾，改文火煮 2 小時，最後加鹽調味即可。

● 功效

養血強身，舒緩心悸、睡眠差、頭暈、容易抽筋等症狀。

● 注意

便秘者宜少喝。

小撇步 Tips

南瓜性溫，有補脾胃益氣的功效。體質偏熱的人不宜經常服用。

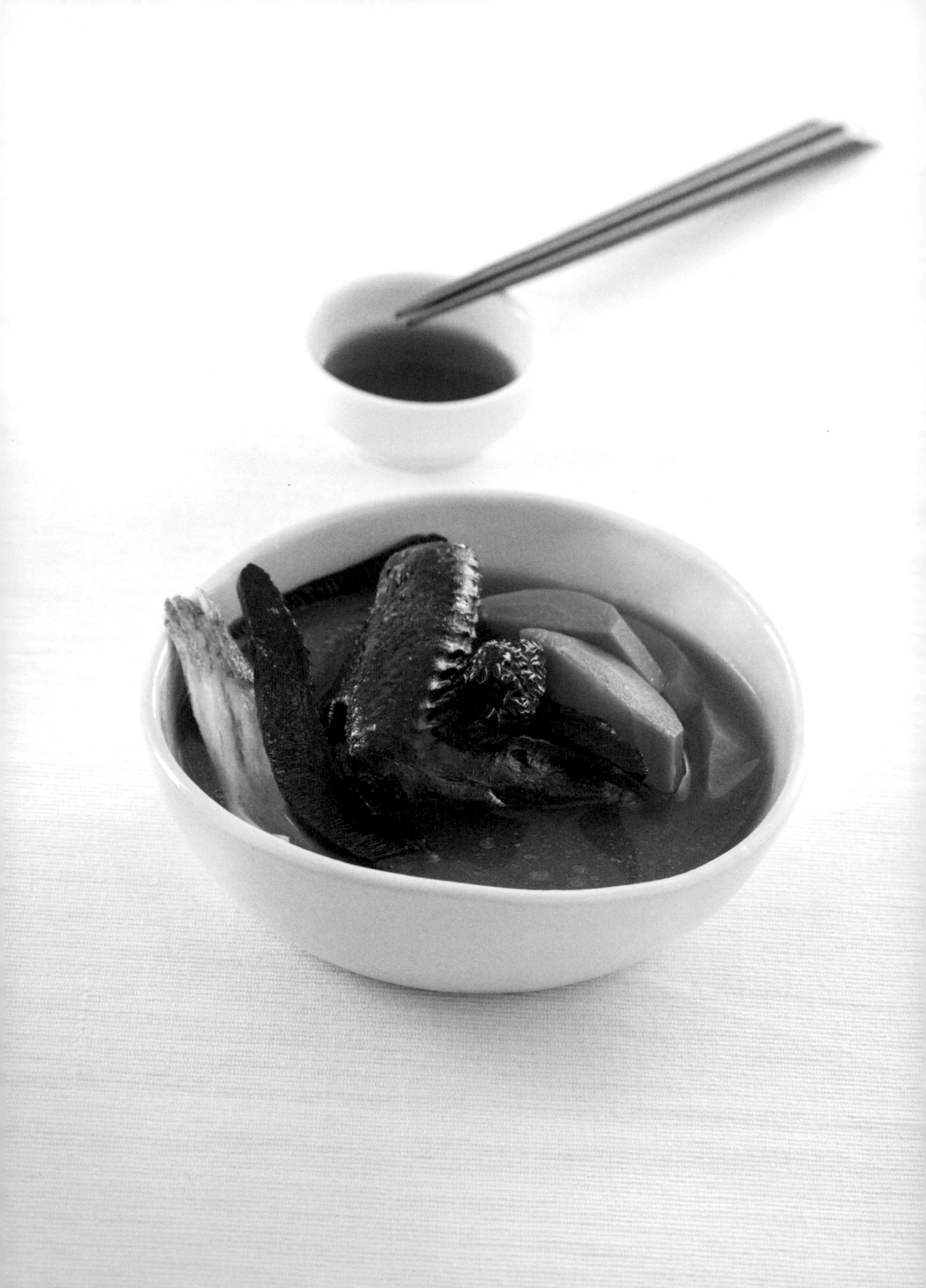

靈芝黃耆紅蘿蔔烏雞湯

● 材料

靈芝 9 克、黃耆 15 克、紅蘿蔔 2 根、烏雞 1 隻、南棗 4 枚

● 做法

1. 把所有材料洗淨。烏雞汆燙。紅蘿蔔去皮切大塊備用。
2. 鍋中加入約 2500 毫升水，放入全部材料，武火煮至水滾，改文火煮 2 小時，最後加鹽調味即可。

● 功效

補氣養血安神，舒緩精神緊張、睡眠不穩、心悸等症狀。

● 注意

此湯感冒未清者不宜服用。

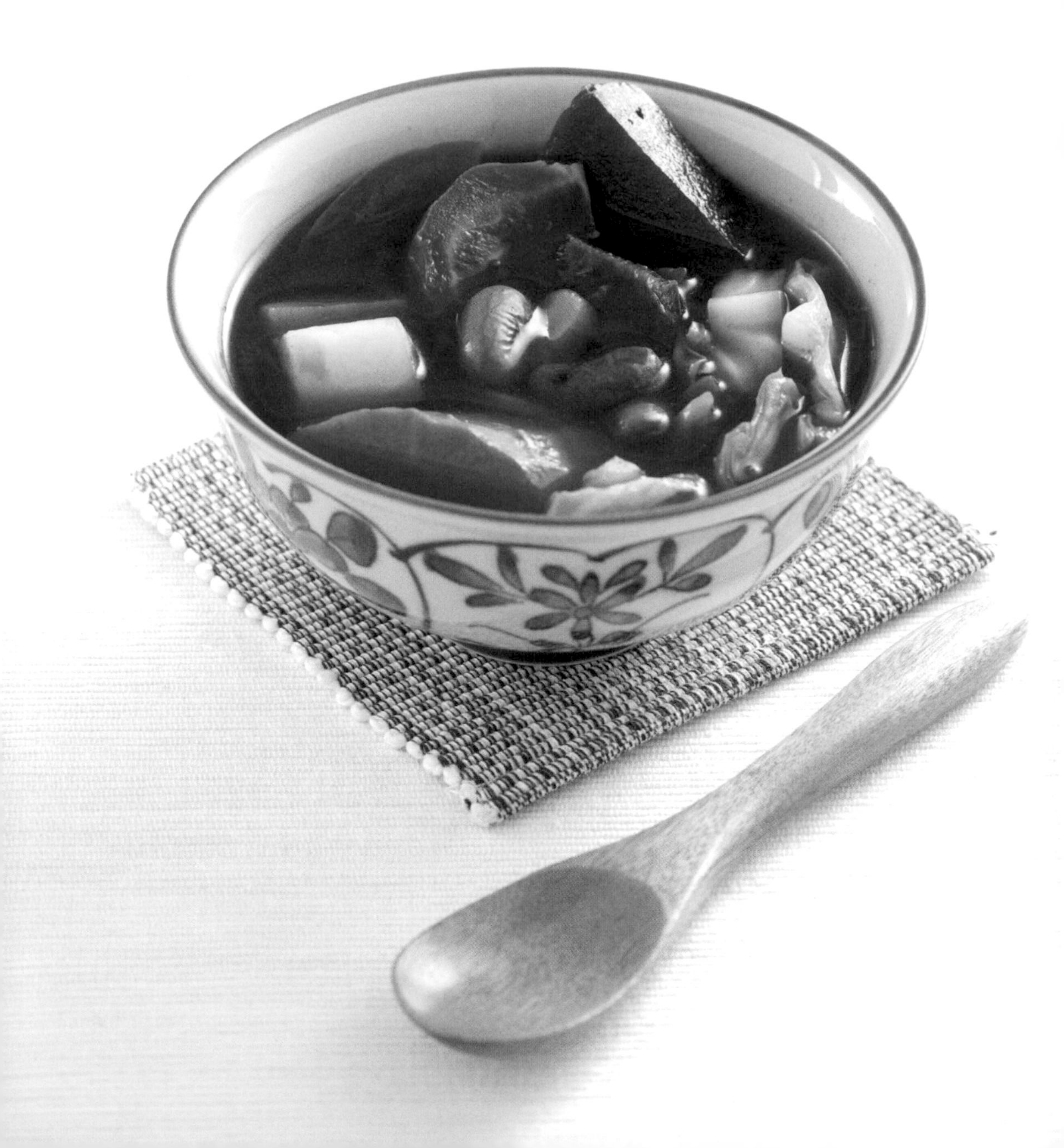

甜菜根番茄馬鈴薯素湯

●材料

甜菜根 1 個、番茄 3 個、馬鈴薯 2 個、紅蘿蔔 2 根、高麗菜半個、陳皮 1 塊、紅腰豆 60 克

●做法

1. 把所有材料洗淨備用。甜菜根、馬鈴薯、紅蘿蔔去皮切大塊，番茄切大塊備用。
2. 鍋中加入約 2500 毫升水，放入全部材料，武火煮至水滾，改文火煮 1 小時，最後加鹽調味即可。

●功效

益氣補血，舒緩臉色偏白、心悸、指甲易斷、睡眠差、頭暈等症狀。

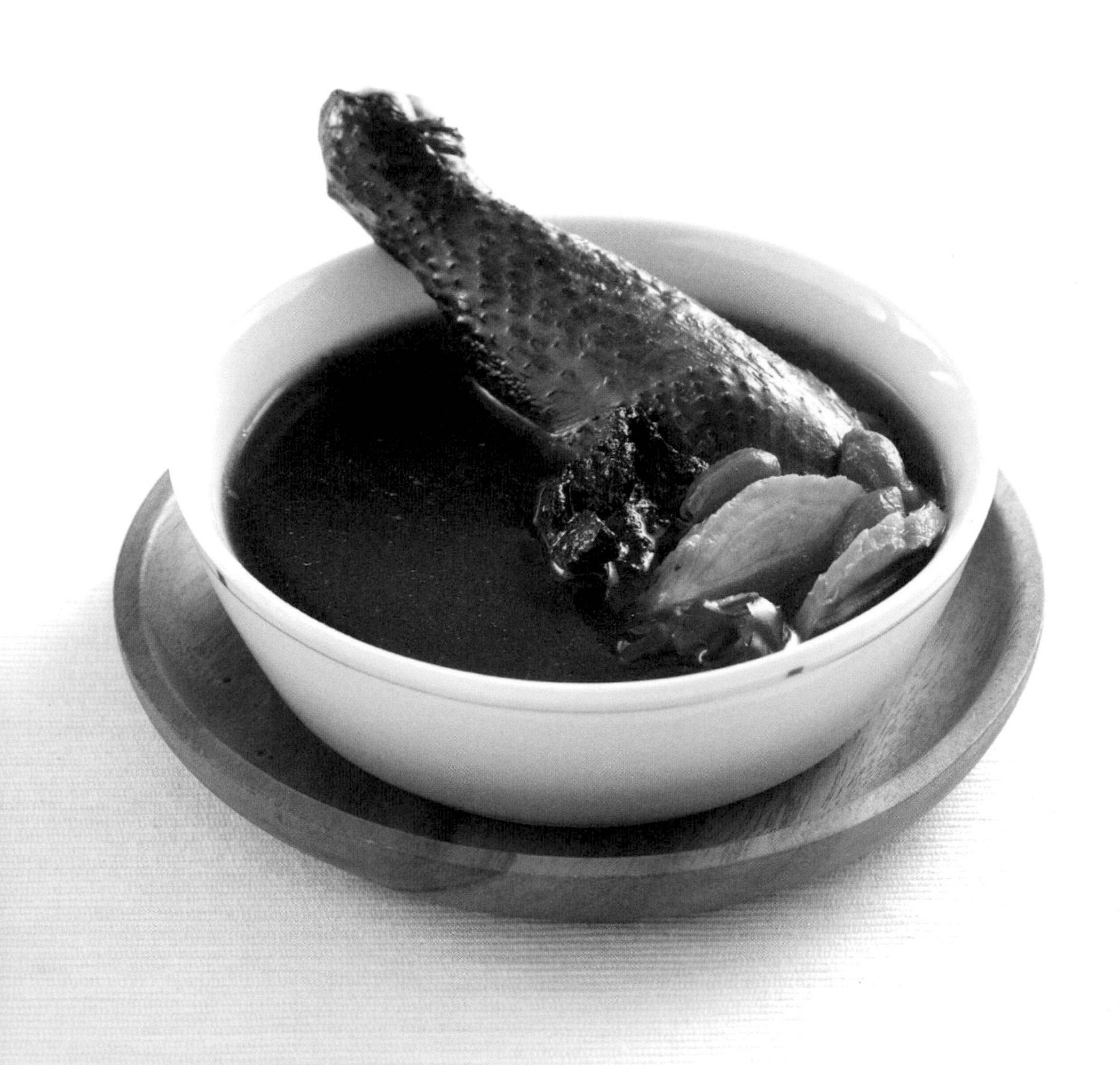

黨參熟地大棗烏雞湯

● 材料

黨參 20 克、熟地 15 克、大棗 4 枚、枸杞 12 克、烏雞 1 隻

● 做法

1. 把所有材料洗淨備用。烏雞汆燙。
2. 鍋中加入約 2500 毫升水，放入全部材料，武火煮至水滾，改文火煮 2 小時，最後加鹽調味即可。

● 功效

滋陰養血，舒緩膚色暗啞、腰膝痠軟、心悸氣短等症狀。

● 注意

此湯感冒未清者不宜服用。

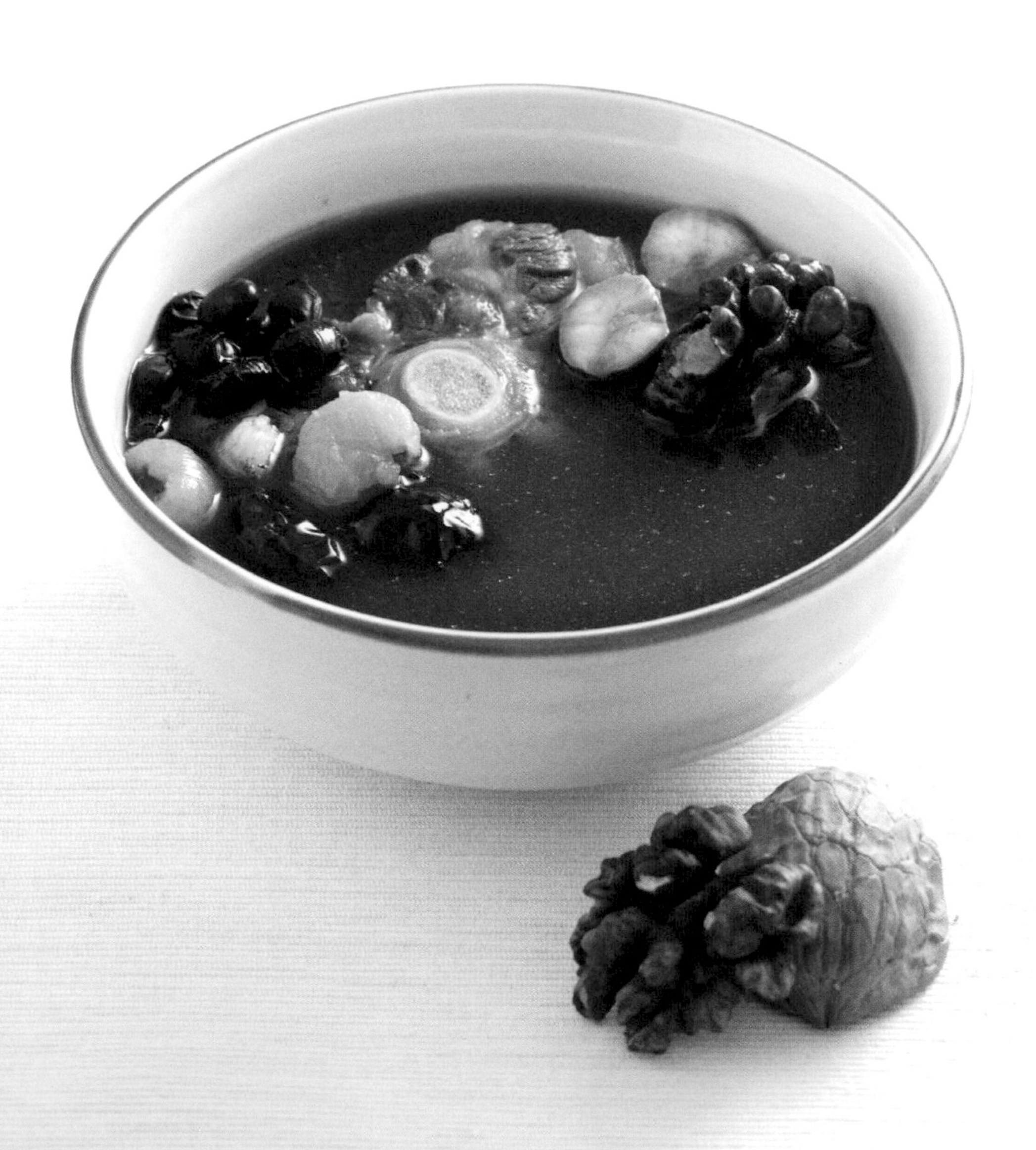

黑豆核桃栗子牛尾湯

●材料

黑豆 30 克、核桃 30 克、栗子 80 克、牛尾 3-4 塊、龍眼乾 15 克、去核紅棗 6 枚

●做法

1. 把所有材料洗淨備用。牛尾汆燙。
2. 黑豆於無油乾鍋中炒至豆皮裂開。
3. 鍋中加入約 2500 毫升水，放入全部材料，武火煮至水滾，改文火煮 2 小時，最後加鹽調味即可。

●功效

養心安神，舒緩因工作繁重而用腦過度、皮膚暗啞、頭髮早白、大便乾結等症狀。

●注意

此湯感冒未清者不宜服用。

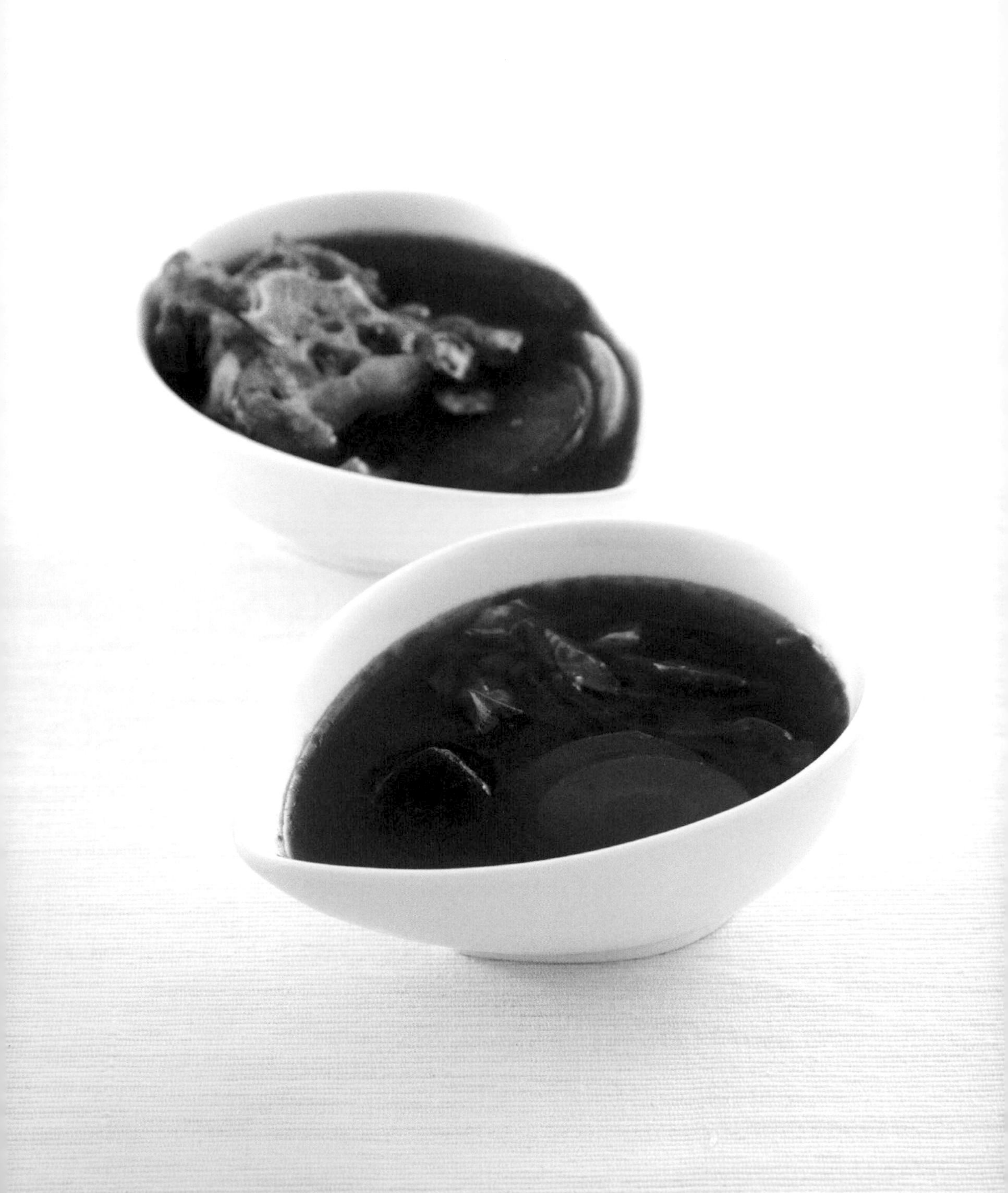

番茄雜菜牛尾湯（羅宋湯）

●材料

番茄 4 個、洋蔥 1 個、西洋芹 1 根、彩椒 1 個、甜菜根 1 個、紅蘿蔔 2 根、紫高麗菜半個、高麗菜半個、月桂葉 2 片、番茄醬 4 湯匙、茄汁適量、牛尾 4 塊、秋葵 4-6 條

●做法

1. 把所有材料洗淨備用。牛尾汆燙。番茄、洋蔥、西洋芹、彩椒、甜菜根、紅蘿蔔、紫高麗菜、高麗菜去皮切大塊備用。
2. 鍋中加入約 2500 毫升水，放入全部材料，武火煮至水滾，改文火煮 1.5 小時，最後加鹽、茄汁調味即可。

●功效

舒緩神疲乏力、氣短、臉色偏白等症狀。

小撇步
Tips

秋葵營養豐富，性寒，具有強腎補虛、幫助消化的功效，尤其適合胃部容易不適的人。注意容易腹瀉的人應少吃。

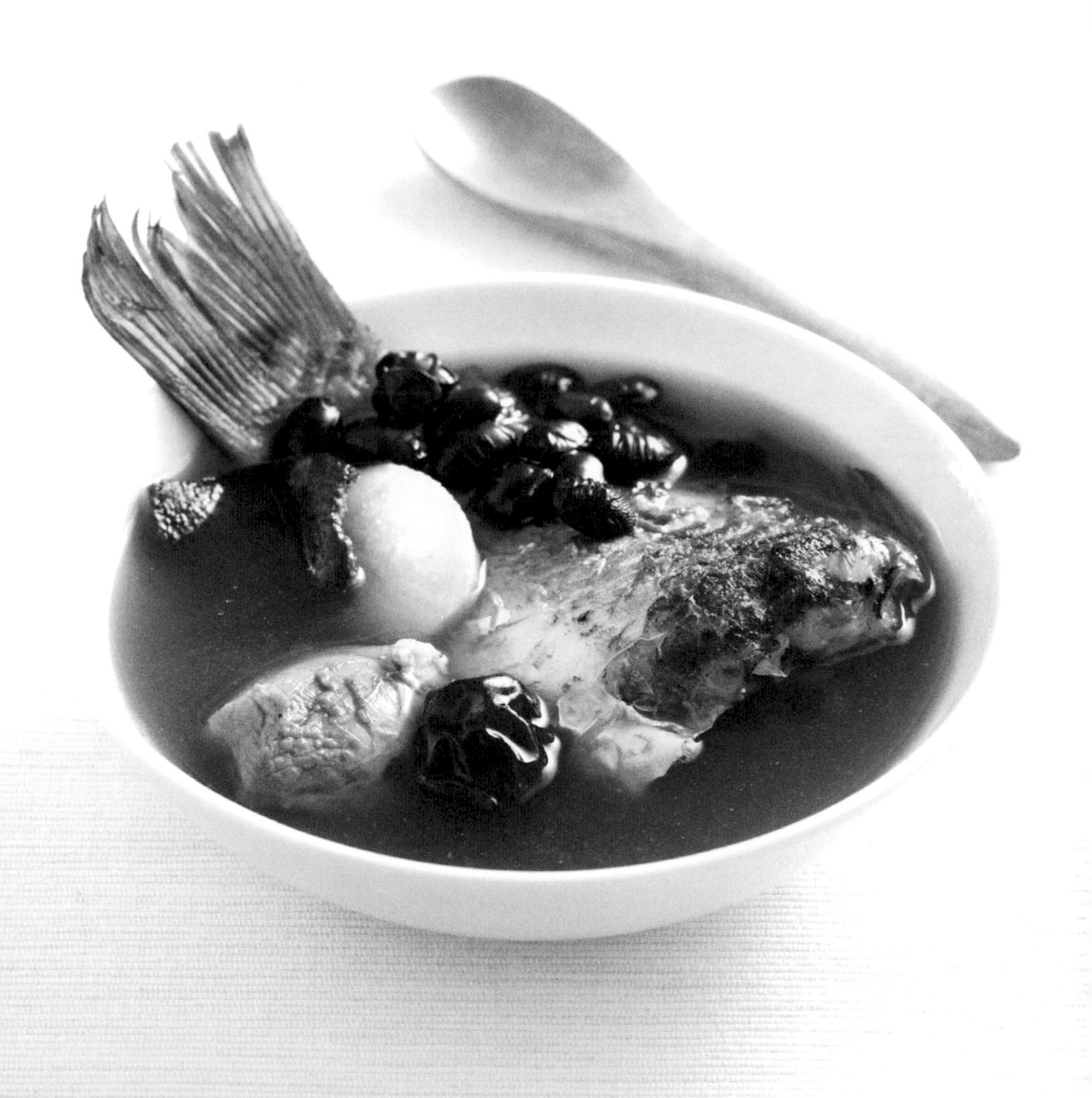

鯽魚黑豆紅棗湯

●材料

鯽魚 1 條、黑豆 30 克、去核紅棗 6 枚、陳皮 1 角、豬腱 300 克、薑 2 片

●做法

1. 把所有材料洗淨備用。豬腱汆燙。
2. 鯽魚洗淨後以熱油加薑、蔥煎至兩面微黃。
3. 直接於鍋中加入約 2000 毫升水，放入全部材料，武火煮至水滾，改文火煮 1.5 小時，最後加鹽調味即可。

●功效

補益滋潤，健脾養胃，能舒緩頭髮早白、髮質乾燥等症狀。

陰虛體質

宜多選擇滋陰、清熱潤燥的食物，如雪耳、沙參、玉竹、百合、枸杞、麥冬、花旗參、乾螺頭、雪梨、石斛、燕窩、黃耳、豬肉、蜂蜜等。

陰虛體質十大常備煲湯食材

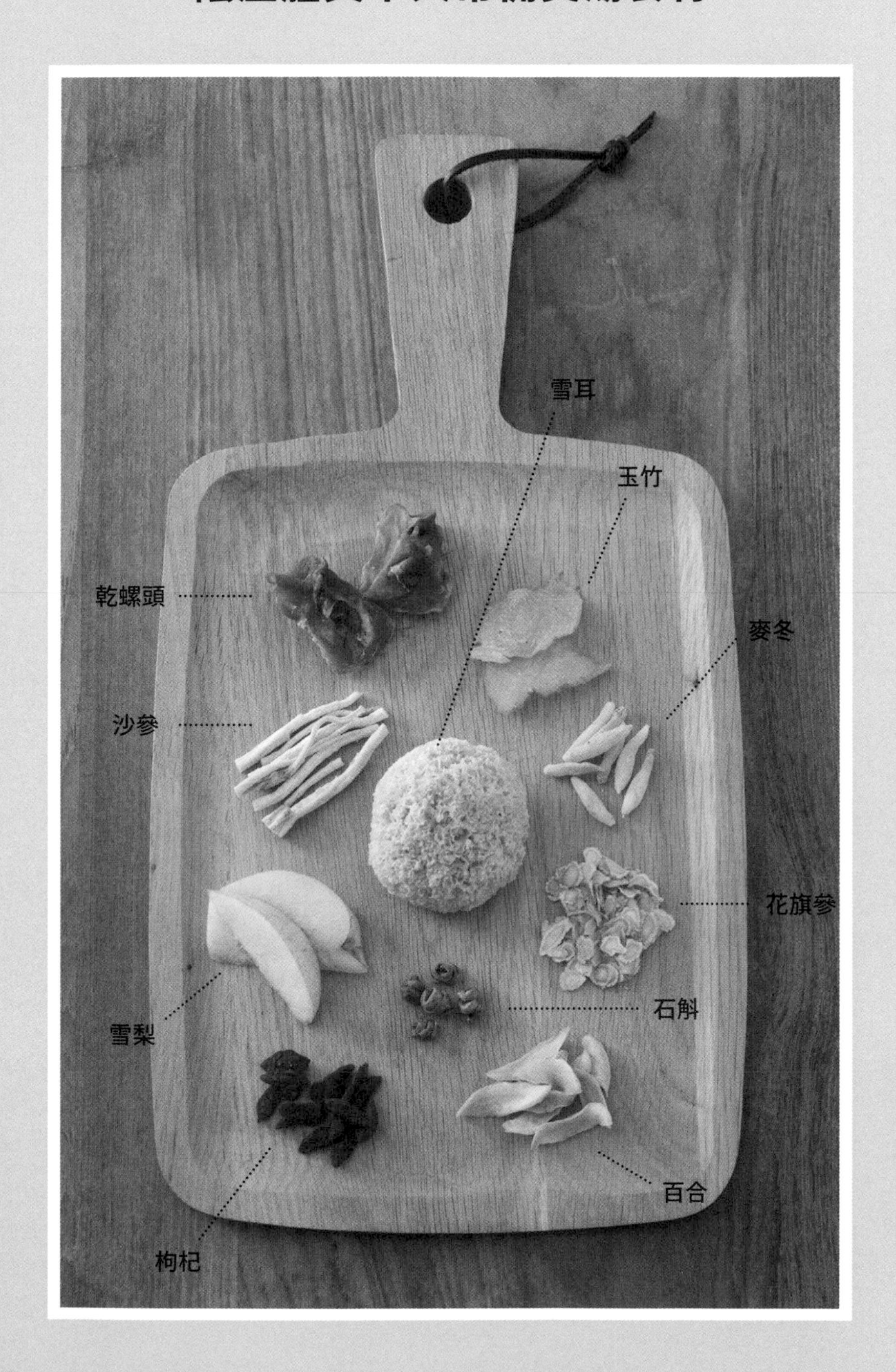

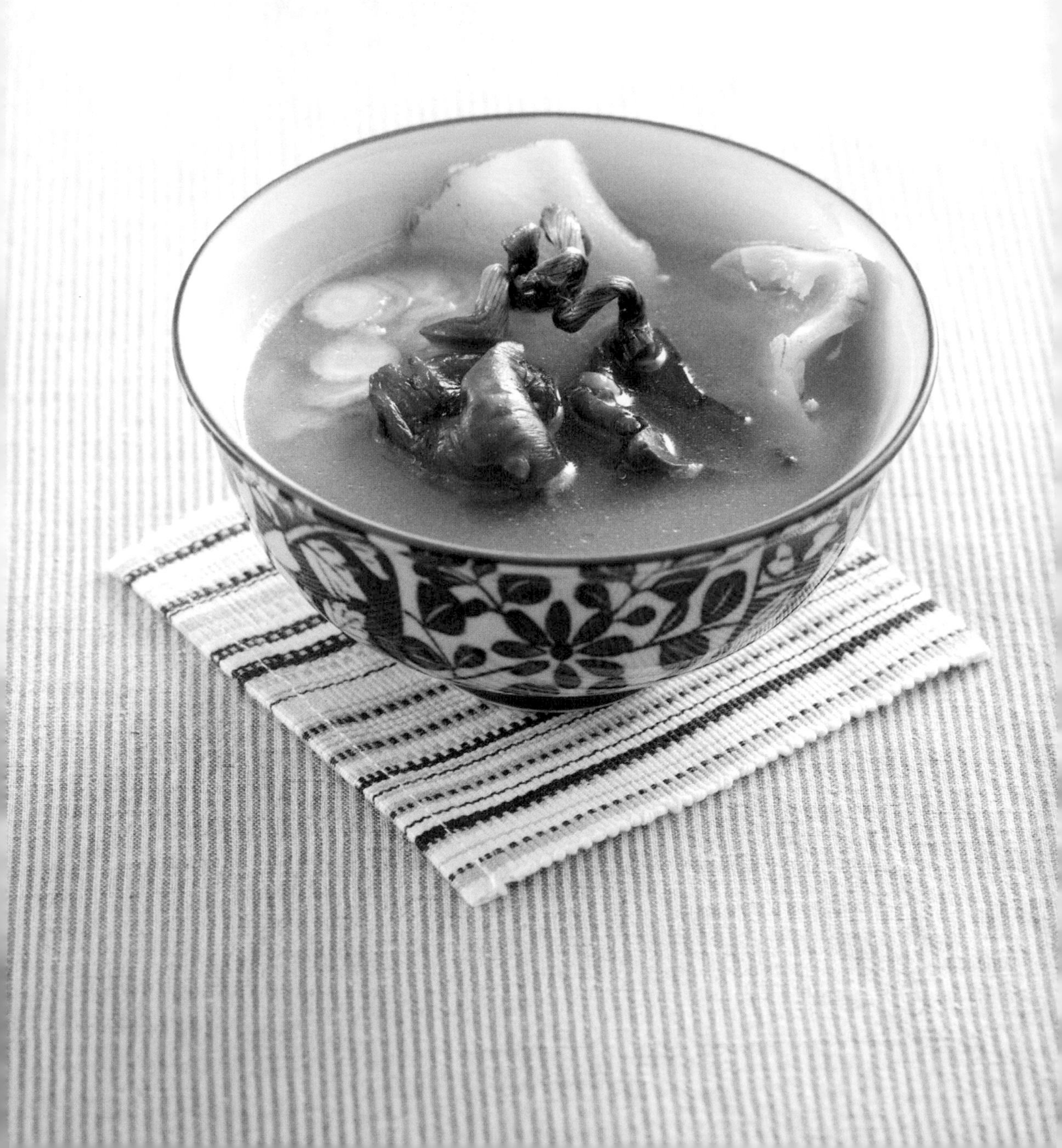

花旗參石斛玉竹螺頭湯

• 材料

花旗參 12 克、石斛 9 克、玉竹 20 克、乾螺頭 2-3 塊、豬腱 300 克

• 做法

1. 把所有材料洗淨。豬腱汆燙備用。乾螺頭泡水約 1 小時。
2. 鍋中加入約 2500 毫升水，放入全部材料，武火煮至水滾，改文火煮 2 小時，最後加鹽調味即可。

• 功效

滋陰清熱，舒緩因長期晚睡而目赤口乾、皮膚乾燥、大便乾結等症狀。

小撇步 Tips

乾螺頭與冰鮮螺頭兩者性微寒，都具有滋陰補腎、明目、生津開胃助消化的功效。用作煲湯則以冰鮮螺頭更能帶出鮮味。

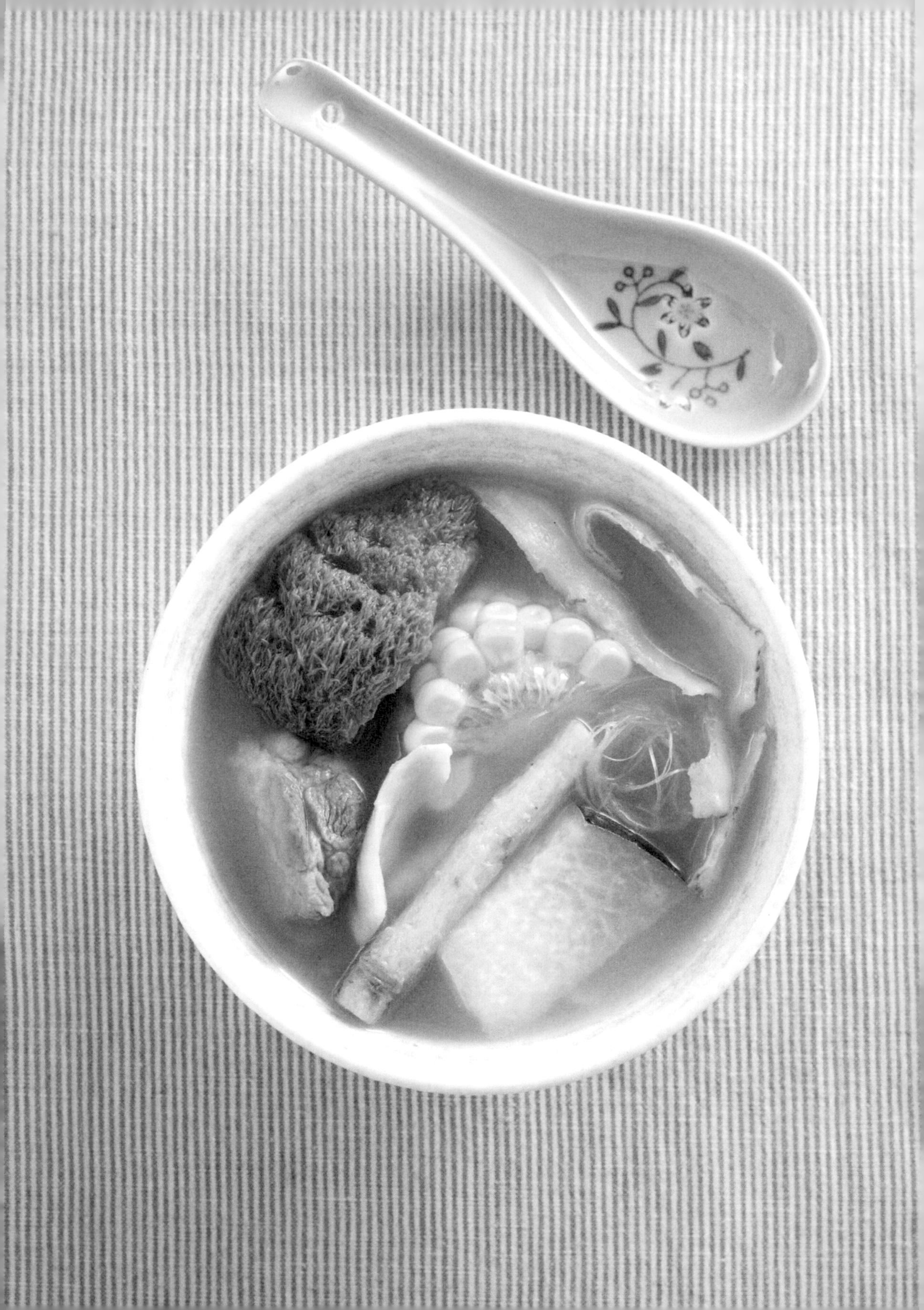

百合沙參玉竹猴頭菇湯

● **材料**

百合 15 克、沙參 15 克、玉竹 15 克、猴頭菇 1 個、冬瓜 1 斤、玉米（連鬚連芯）2 根、豬腱 300 克

● **做法**

1. 把所有材料洗淨。猴頭菇泡水約半日。豬腱汆燙。冬瓜連皮，玉米連鬚芯切大塊備用。
2. 鍋中加入約 2500 毫升水，放入全部材料，武火煮至水滾，改文火煮 1 個半小時，最後加鹽調味即可。

● **功效**

養陰清熱，改善睡眠品質，舒緩胃部不適、口乾、大便乾結等症狀。

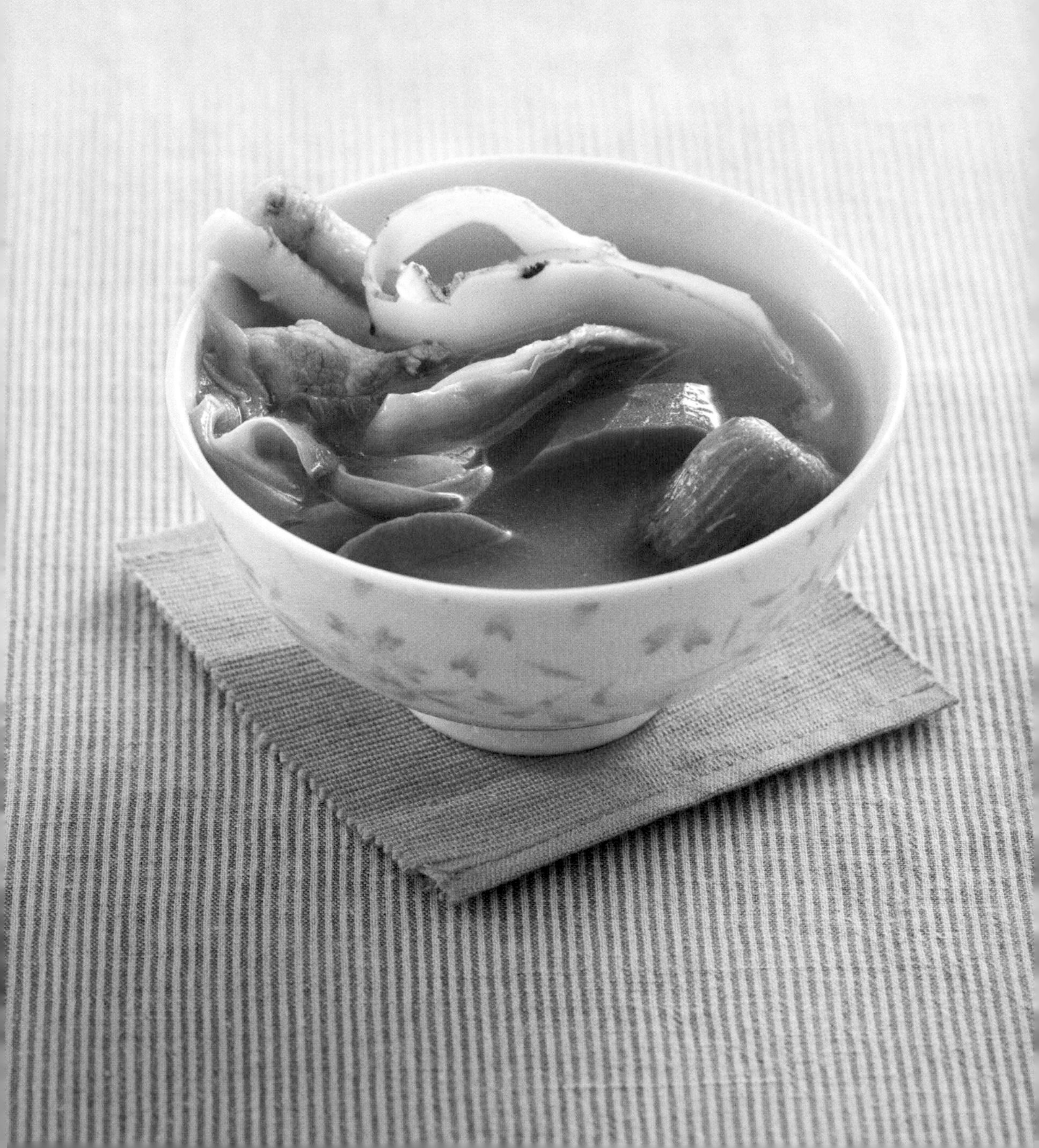

劍花沙參玉竹紅蘿蔔湯

● 材料

新鮮劍花 2 朵、沙參 12 克、玉竹 12 克、紅蘿蔔 1 根、豬腱 300 克、蜜棗 3 枚

● 做法

1. 把所有材料洗淨。豬腱汆燙。劍花洗乾淨，紅蘿蔔去皮切大塊備用。
2. 鍋中加入約 2500 毫升水，放入全部材料，武火煮至水滾，改文火煮 2 小時，最後加鹽調味即可。

● 功效

滋陰清熱，舒緩大便乾結、胃部不適、口臭、眼乾口渴等症狀。

小撇步 Tips

新鮮劍花 7、8 月當造，過後煲湯就要用乾品了！劍花性涼，能清暑解渴潤肺，是夏令時節煲湯材料。

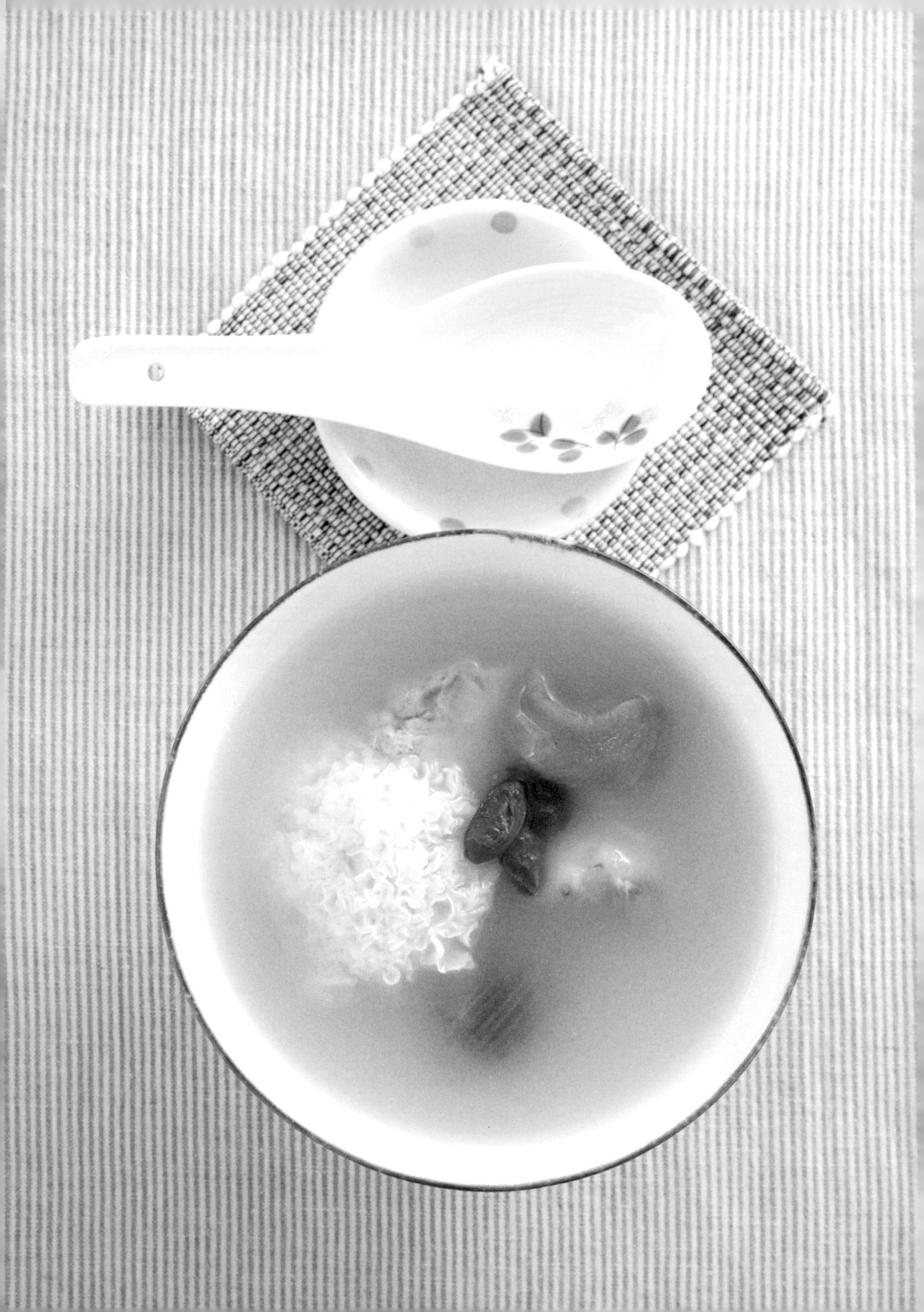

雪耳枸杞螺頭湯

• 材料

雪耳半塊、枸杞 12 克、冰鮮螺頭 1 個、乾螺頭 4 塊、豬腱 300 克、蜜棗 4 枚

• 做法

1. 把所有材料洗淨。豬腱 、冰鮮螺頭汆燙備用。
2. 乾螺頭、雪耳泡水約半日，把雪耳黑色底部剪掉備用。
3. 鍋中加入約 2500 毫升水，放入全部材料，武火煮至水滾，改文火煮 2 小時，最後加鹽調味即可。

• 功效

滋陰潤燥，舒緩皮膚乾燥、口乾、手足心熱等症狀。

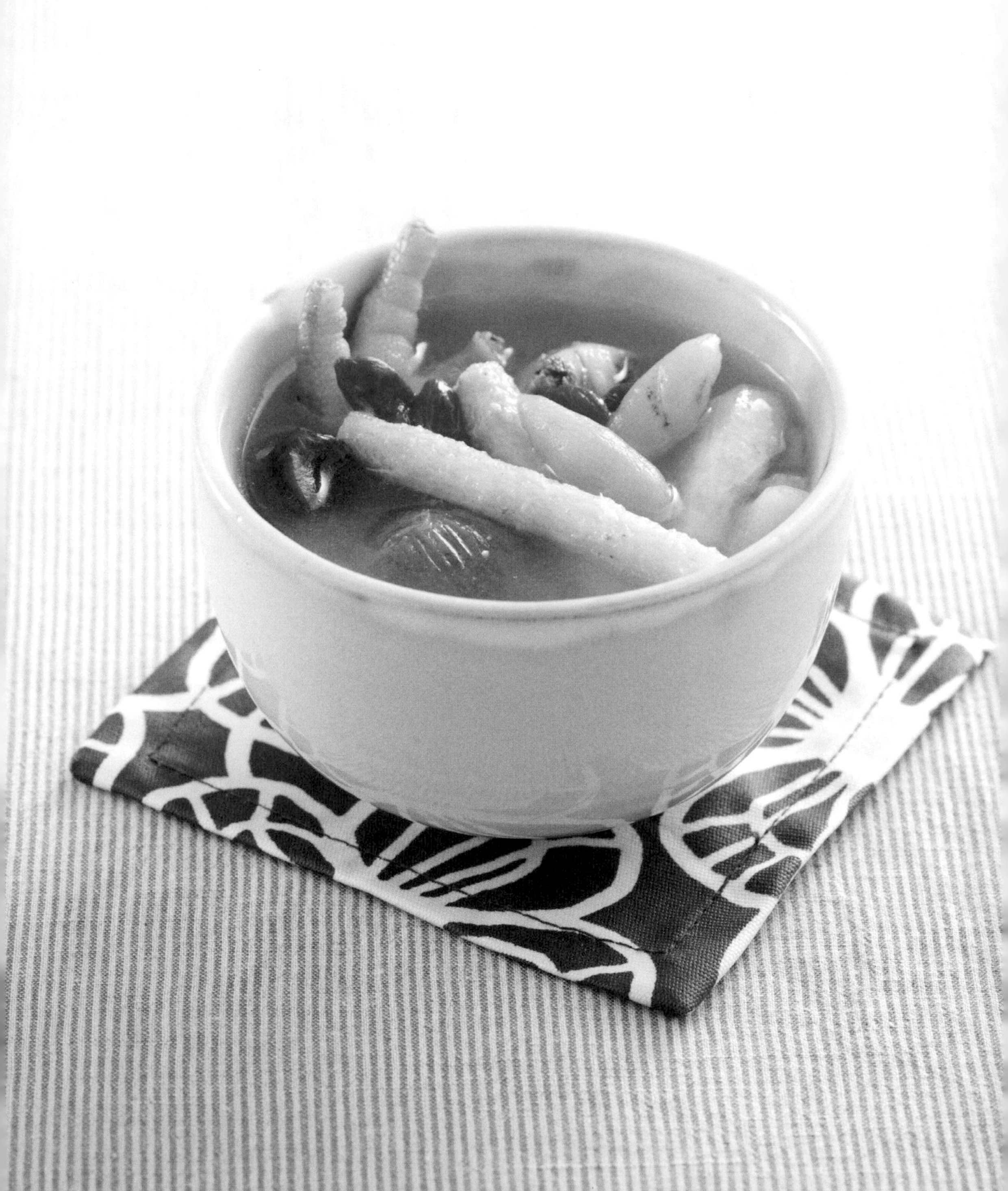

哈密瓜沙參麥冬螺頭湯

• 材料

哈密瓜半個、沙參 12 克、麥冬 15 克、乾螺頭 4 塊、雞腳 4 隻、豬肩胛 3 塊、枸杞 15 克、蜜棗 2 枚

• 做法

1. 把所有材料洗淨備用。豬肩胛、雞腳汆燙。哈密瓜去皮去籽切大塊備用。
2. 乾螺頭泡水約半日。
3. 鍋中加入約 2500 毫升水，放入全部材料，武火煮至水滾，改文火煮 2 小時，最後加鹽調味即可。

• 功效

滋陰潤燥，舒緩因長期晚睡而口乾眼乾、皮膚乾燥等症狀。

• 注意

此湯感冒未清者不宜服用。

小撇步
Tips

此湯能滋陰潤肺，特別適合秋天飲用。

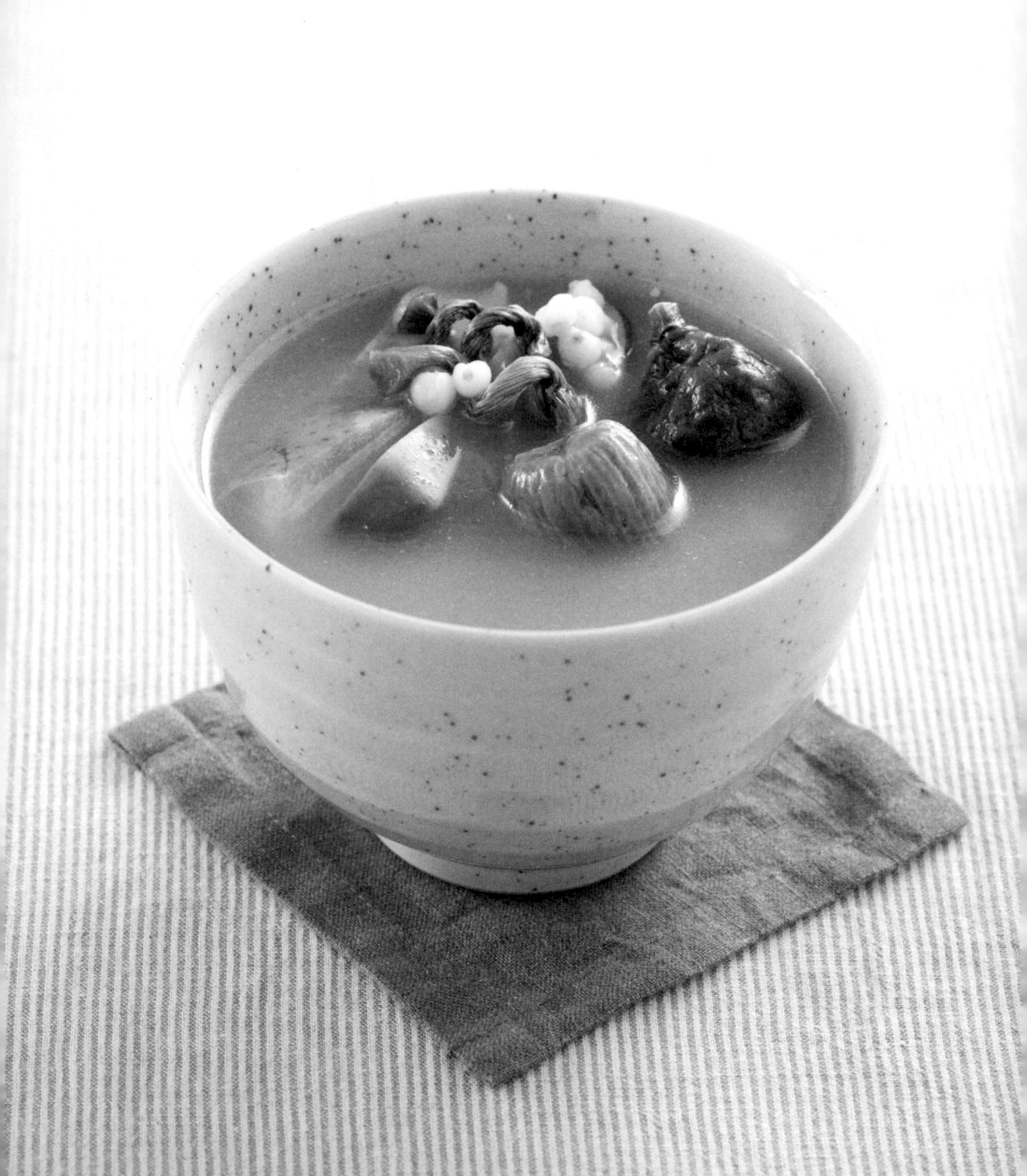

花旗參石斛川貝蘋果雪梨湯

●材料

花旗參 12 克、石斛 9 克、川貝母 12 克、蘋果 2 個、雪梨 2 個、無花果乾 4 枚、百合 15 克、豬腱 300 克、蜜棗 2 枚

●做法

1. 把所有材料洗淨。豬腱汆燙。蘋果、雪梨去芯去皮，切大塊備用。
2. 鍋中加入約 2500 毫升水，放入全部材料，武火煮至水滾，改文火煮 2 小時，最後加鹽調味即可。

●功效

滋陰潤肺，利咽，舒緩感冒後咳嗽，因睡眠不足而口乾、眼乾、皮膚乾等症狀。

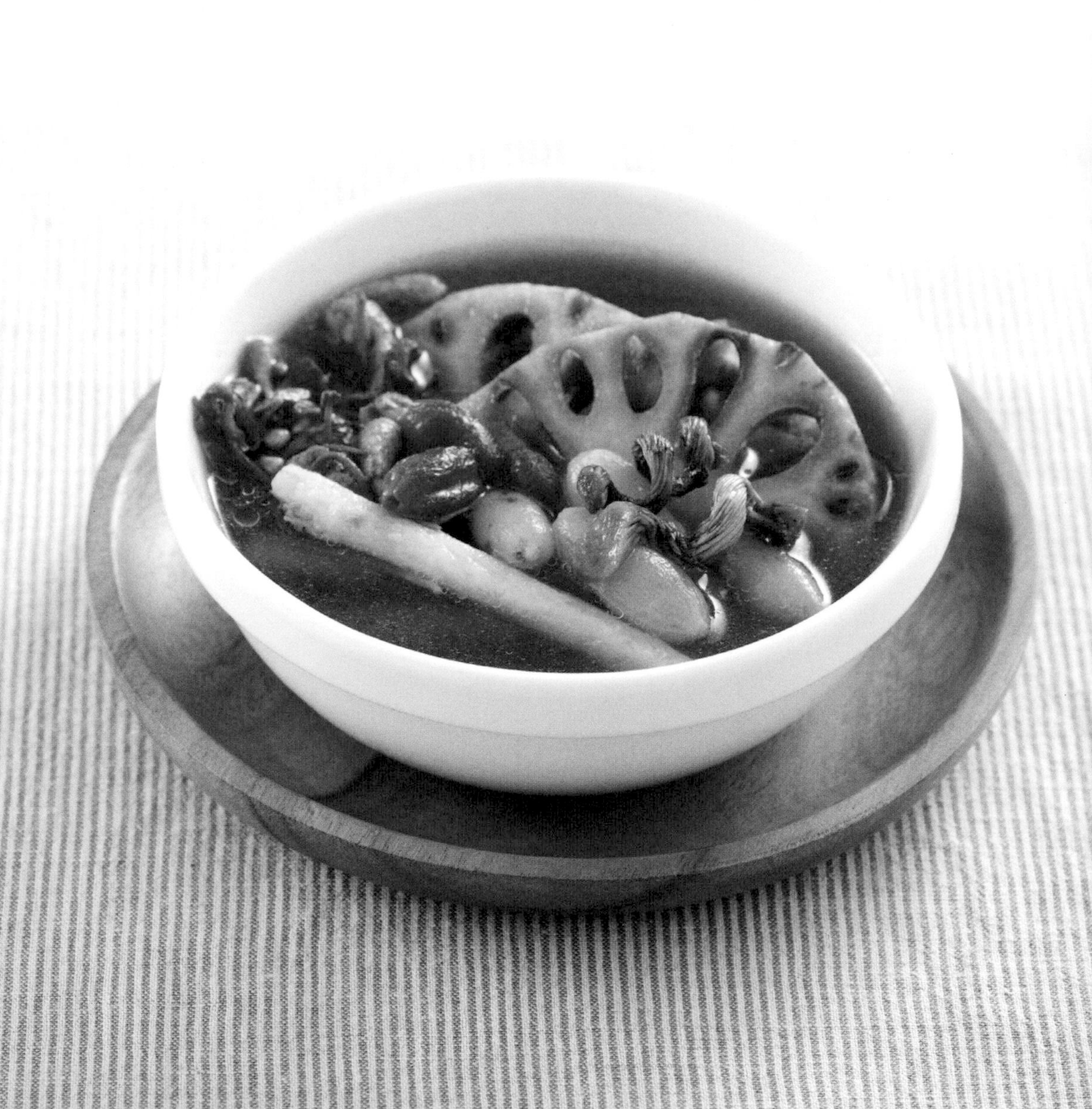

蟲草花沙參麥冬蓮藕湯

● 材料

蟲草花 30 克、沙參 12 克、麥冬 15 克、蓮藕 1 根、石斛 9 克、枸杞 15 克、豬腱 300 克

● 做法

1. 把所有材料洗淨。豬腱汆燙。蓮藕去皮切片備用。
2. 鍋中加入約 2500 毫升水，放入全部材料，武火煮至水滾，改文火煮 2 小時，最後加鹽調味即可。

● 功效

滋陰清熱，舒緩皮膚暗啞乾燥、經常口乾、眼睛乾澀等症狀。

● 注意

此湯感冒未清者不宜服用。

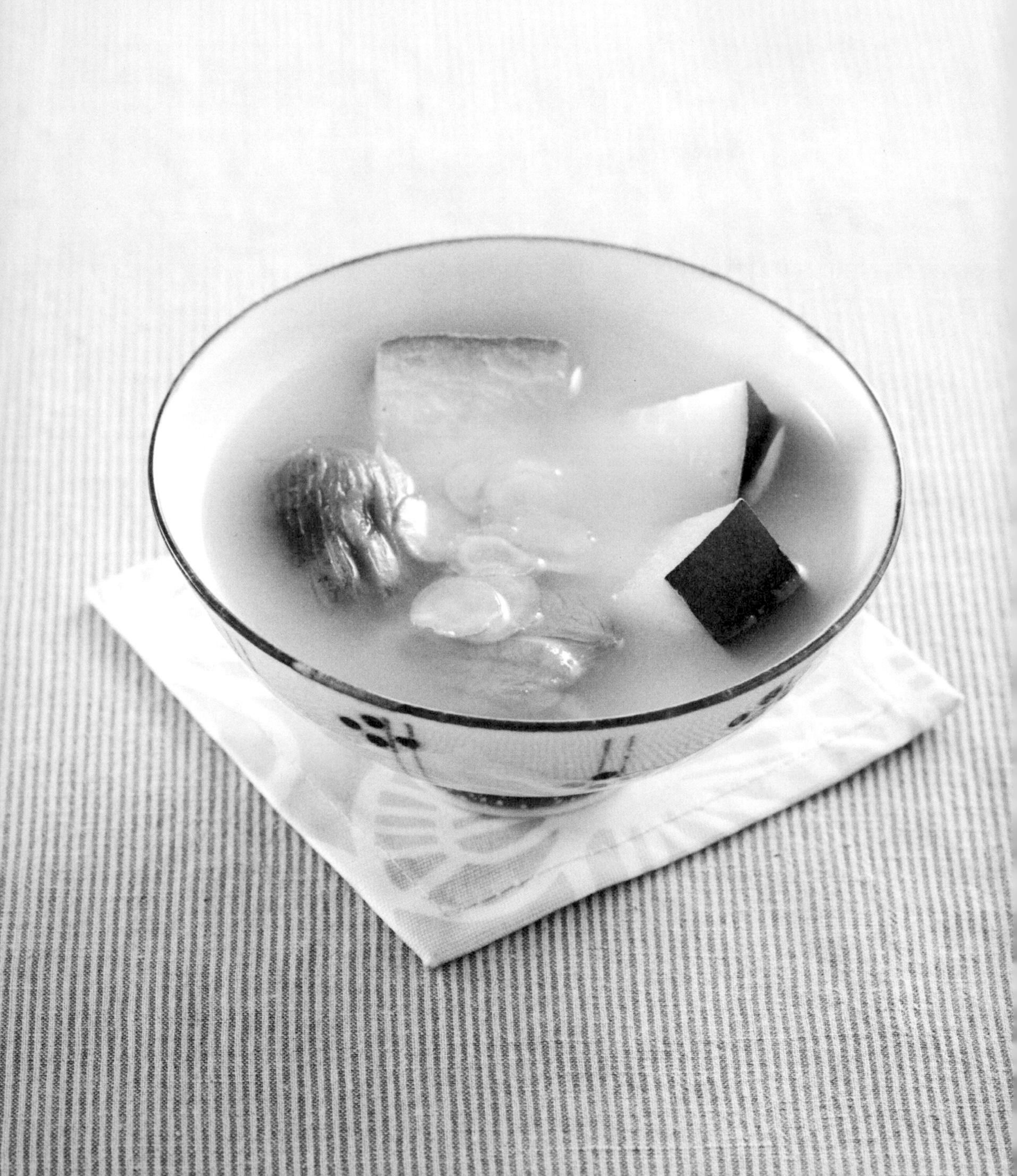

冬瓜花旗參蜜棗湯

● 材料

冬瓜 1 斤、花旗參 30 克、蜜棗 4 枚、豬腱 300 克

● 做法

1. 把所有材料洗淨。豬腱汆燙。冬瓜連皮切大塊備用。
2. 鍋中加入約 2000 毫升水，放入全部材料，武火煮至水滾，改文火煮 1 小時，最後加鹽調味即可。

● 功效

滋陰清熱，舒緩身體暑濕困重，熬夜後眼乾、口氣、皮膚暗瘡等症狀。

陽虛體質

宜多選擇溫陽散寒的食物，如黃耆、黨參、蟲草花、黑豆、薑、龍眼乾、栗子、南瓜、核桃、白胡椒、韭菜、豬肚、羊肉、雞、蝦等。

陽虛體質十大常備煲湯食材

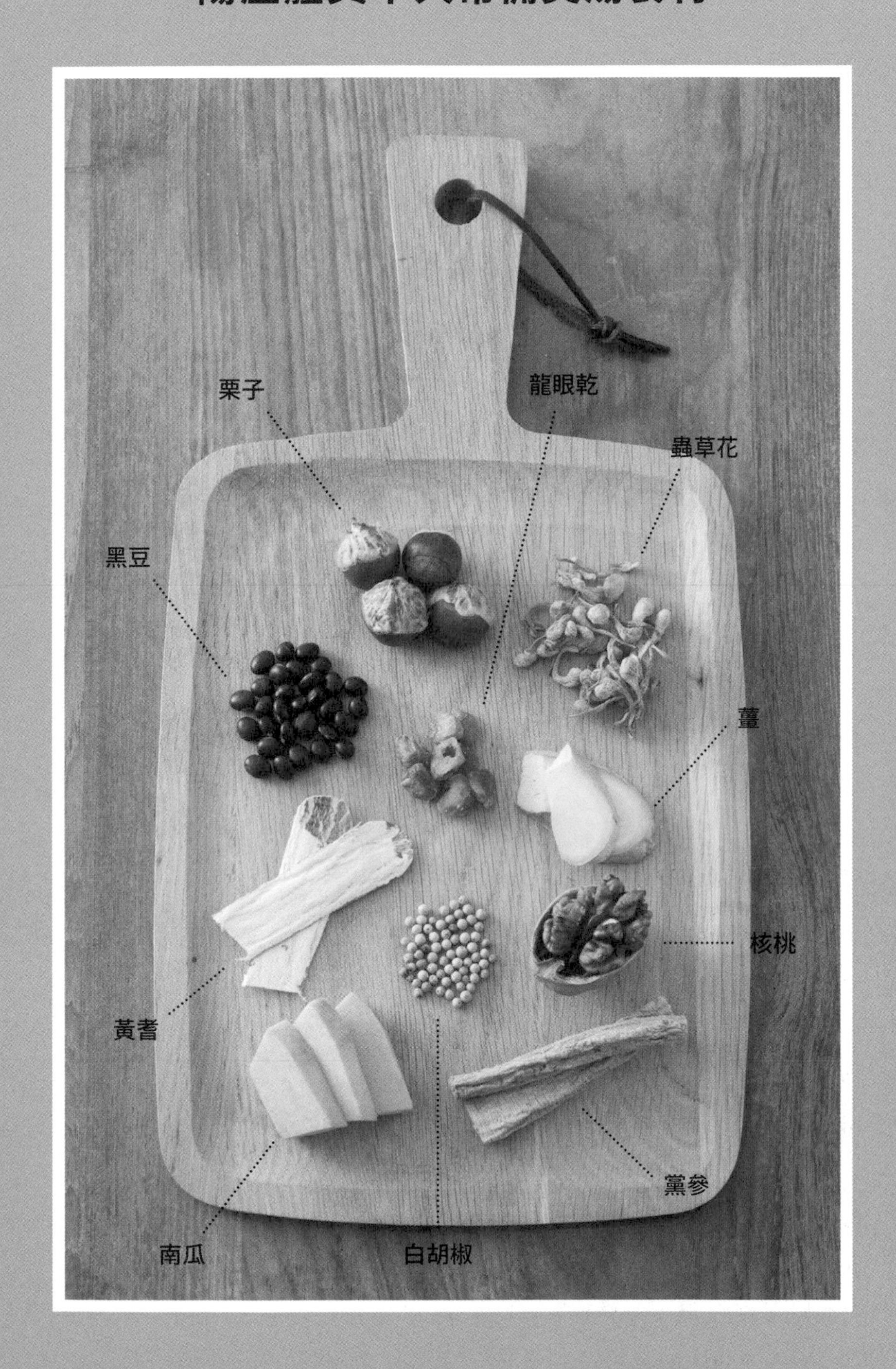

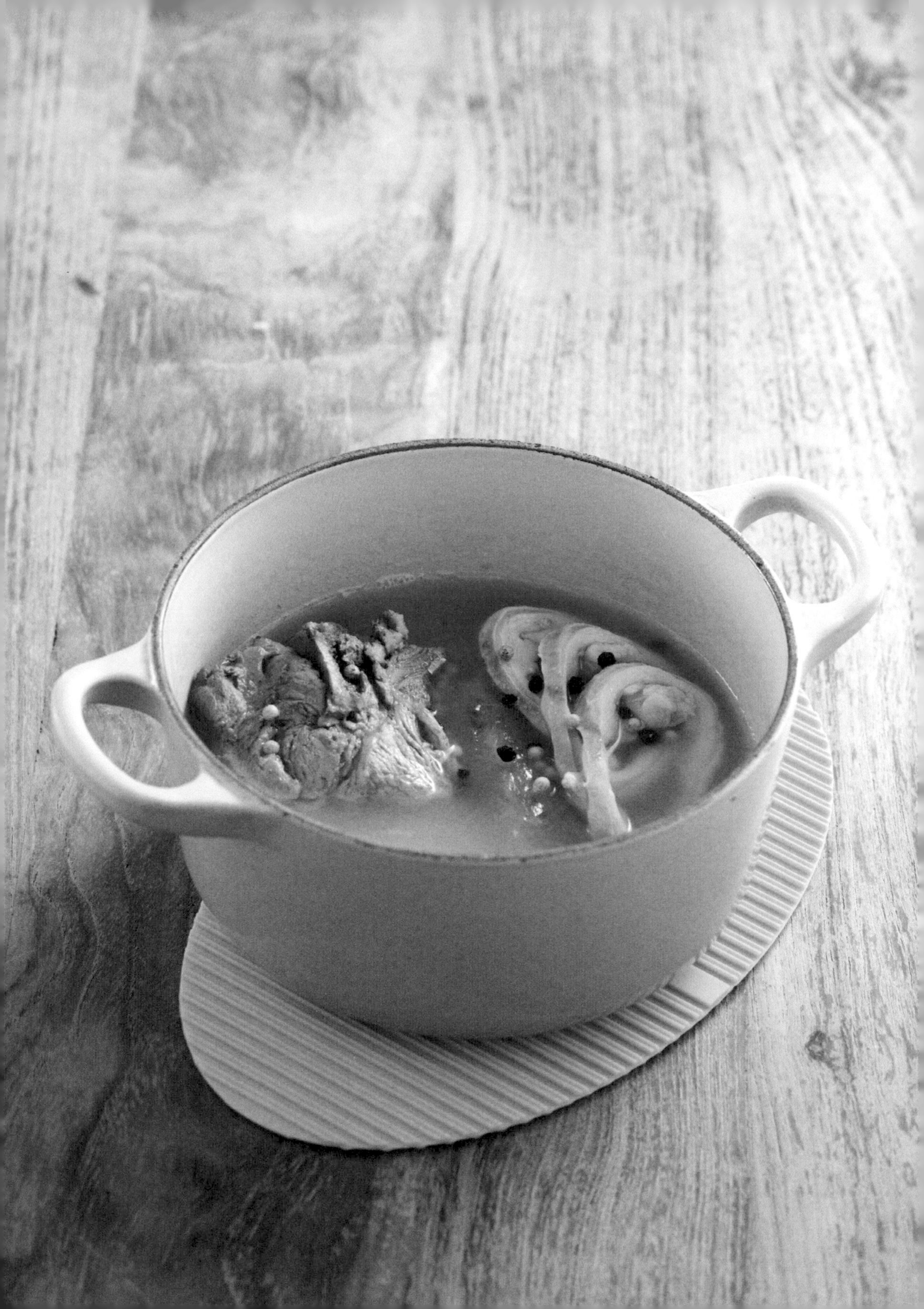

胡椒豬肚鹹菜湯

●材料

黑胡椒 3 湯匙、白胡椒 1 湯匙、豬肚 1 個、鹹菜 300 克、豬肩胛 3-5 塊

●做法

1. 把黑白胡椒洗淨，全放進茶包袋子裡，備用。
2. 豬肚內外兩面翻轉用澱粉、油刷洗，再用水沖洗。將洗好的豬肚放入鍋中快炒至微微焦黃備用。豬肩胛汆燙備用。
3. 鹹菜用水泡 2 小時減去鹹味，再沖洗乾淨備用。
4. 鍋中加入約 2500 毫升水，放入全部材料，武火煮至水滾，改文火煮 2 小時，最後加鹽調味即可。

●功效

暖胃，舒緩腹部冷痛、嘔吐、大腸虛寒、完穀不化（大便裡看到食物殘渣）、手腳冰冷等症狀。

●注意

陰虛有火者忌服。

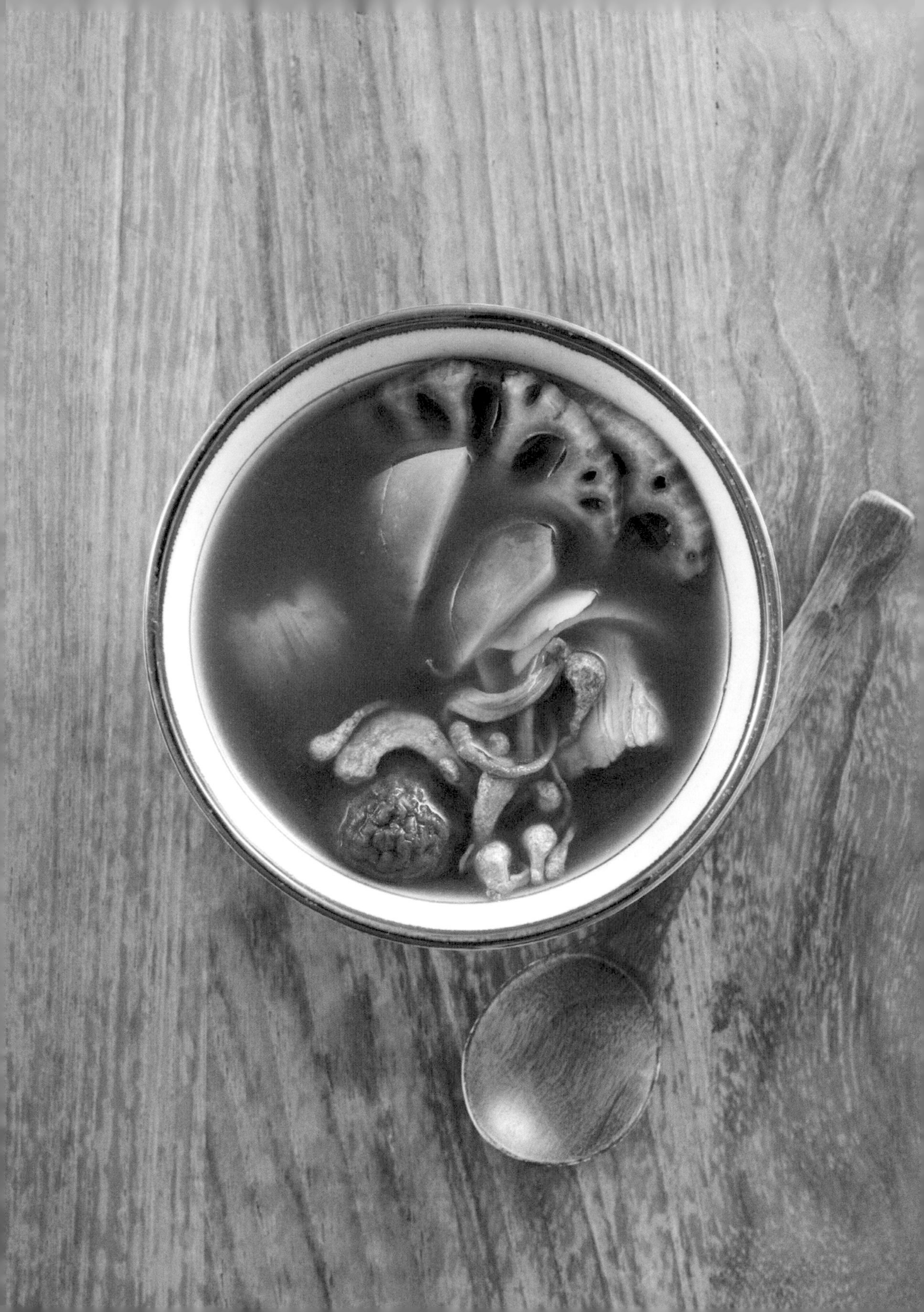

蟲草花百合蘋果湯

● **材料**

蟲草花 30 克、百合 20 克、蘋果（連皮）2 個、無花果 4 枚、蓮藕 1 根、豬腱 300 克、蜜棗 2 枚

● **做法**

1. 把所有材料洗淨備用。豬腱汆燙。蘋果去芯，切大塊備用。
2. 鍋中加入約 2500 毫升水，放入全部材料，武火煮至水滾，改文火煮 2 小時，最後加鹽調味即可。

● **功效**

增強體質，舒緩精神壓力大、眼乾、常乾咳等症狀。

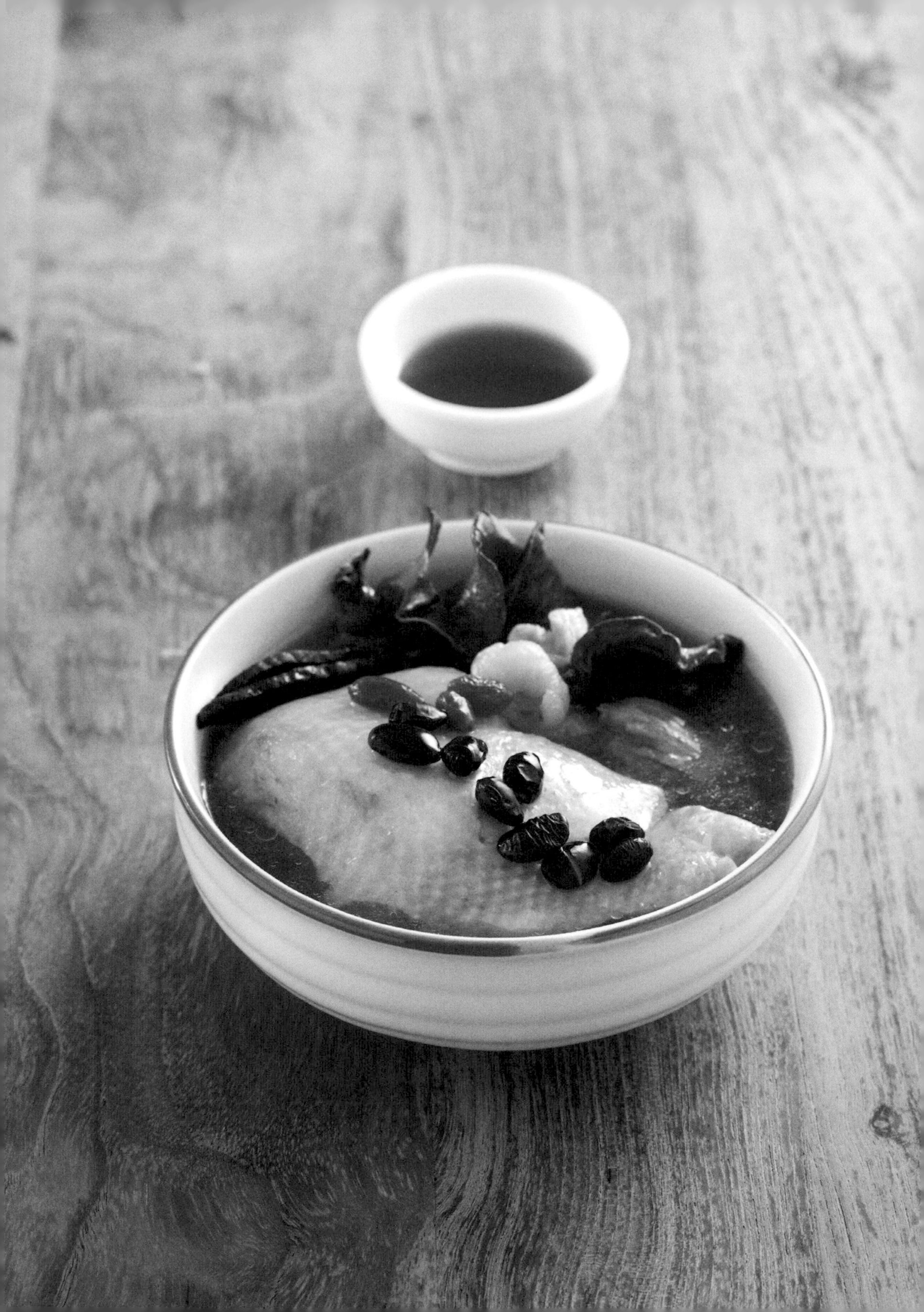

白背木耳黑豆靈芝雞湯

●材料

白背木耳 30 克、黑豆 30 克、靈芝 30 克、枸杞 15 克、龍眼乾 15 克、蜜棗 4 枚、雞 1 隻

●做法

1. 把所有材料洗淨備用。雞汆燙。
2. 白背木耳泡水約 40 分鐘切小塊備用
3. 鍋中加入約 2500 毫升水，放入全部材料，武火煮至水滾，改文火煮 2 小時，最後加鹽調味即可。

●功效

扶正固本，補肝腎，舒緩嗜睡、容易神疲乏力等症狀。

●注意

此湯感冒未清者不宜服用。

小撇步 Tips

黑豆及木耳同屬黑色食物，黑色在五行歸腎，能養血補腎，改善虛弱體質。

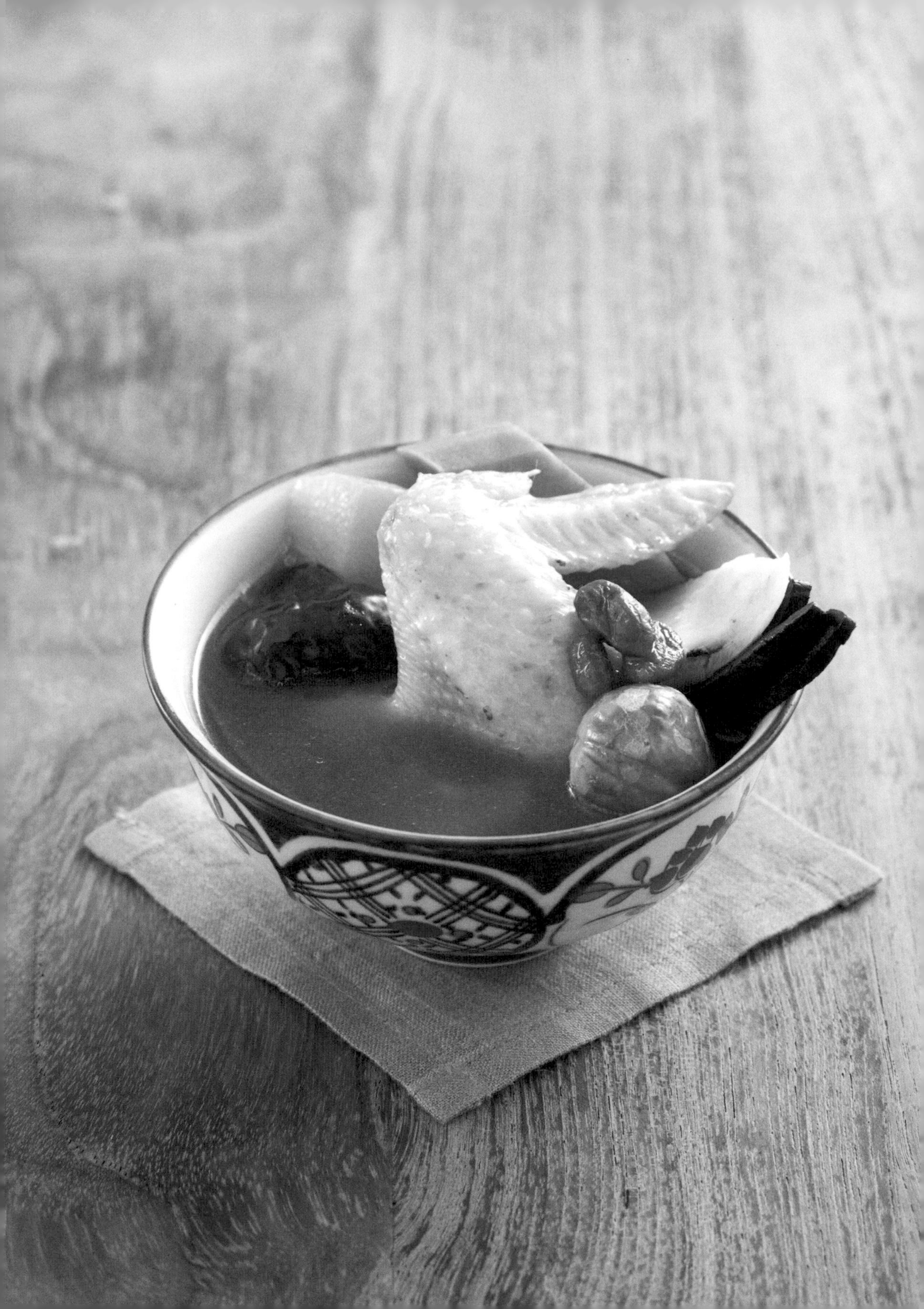

靈芝南瓜淮山大棗雞湯

•材料

靈芝 15 克、小南瓜 1 個、淮山 15 克、紅蘿蔔 2 根、大棗 10 枚、枸杞 30 克、栗子 80 克、雞 1 隻

•做法

1. 把所有材料洗淨備用。雞汆燙。
2. 紅蘿蔔去皮、南瓜去皮去籽切大塊，栗子去衣取肉洗淨備用。
3. 鍋中加入約 2500 毫升水，放入全部材料，武火煮至水滾，改文火煮 2 小時，最後加鹽調味即可。

•功效

扶正固本，補肝腎，舒緩容易疲倦、多汗、臉色偏白等症狀。

•注意

此湯感冒未清者不宜服用。

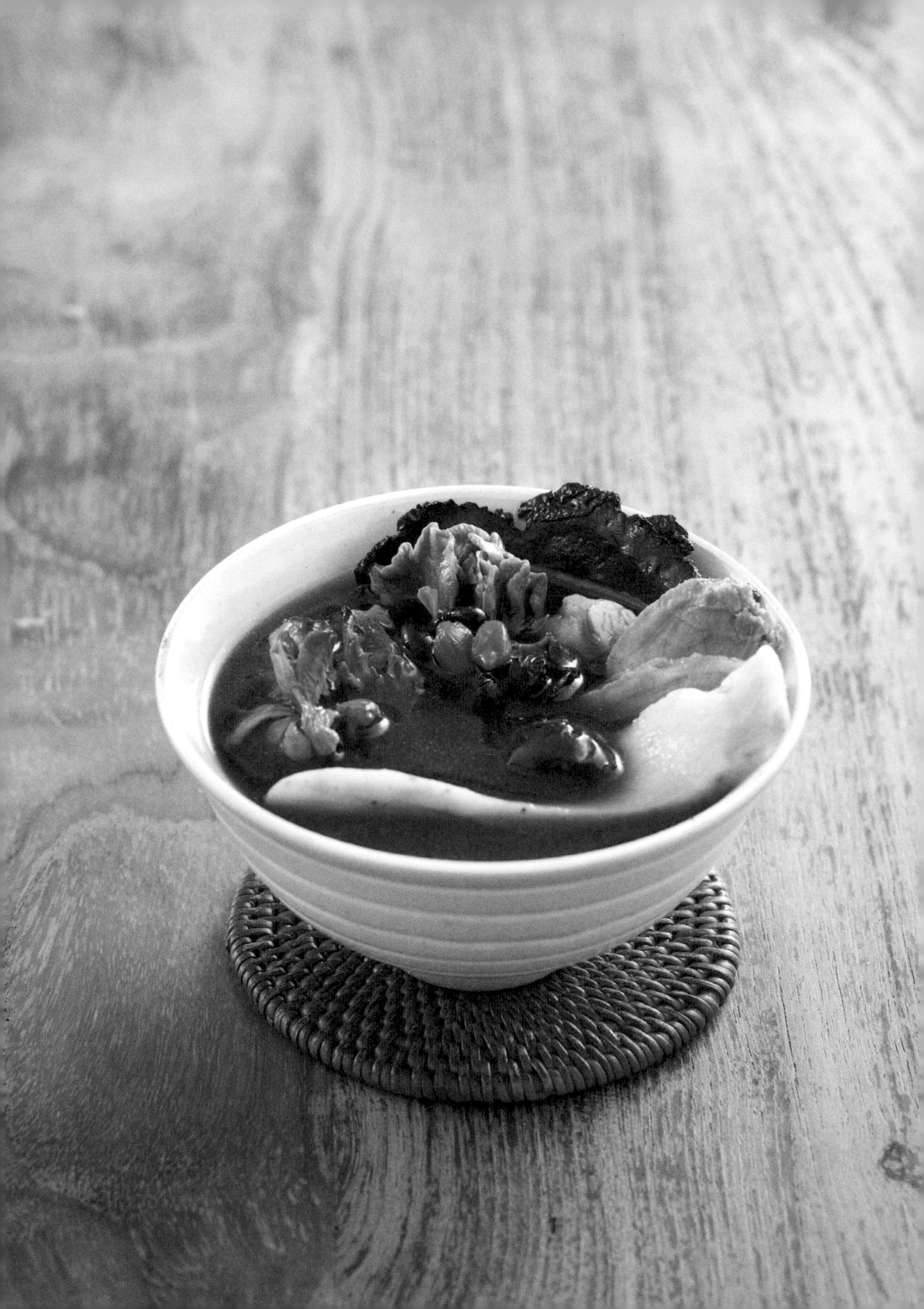

舞茸菇何首烏黨參黑豆湯

●材料

舞茸菇 2 朵、制何首烏 15 克、黨參 15 克、淮山 20 克、大棗 10 枚、枸杞 30 克、黑豆 30 克、生薑 2 片、豬腱 300 克

●做法

1. 把所有材料洗淨備用。豬腱汆燙。
2. 舞茸菇洗淨後泡水約 30 分鐘備用。
3. 鍋中加入約 2500 毫升水，放入全部材料，武火煮至水滾，改文火煮 2 小時，最後加鹽調味即可。

●功效

益氣補腎烏髮，舒緩神疲乏力、手腳冰冷、頭髮早白、脫髮等症狀。

小撇步
Tips

黨參性平。能生津、健脾胃，補氣也能補血。適合痰濕、氣虛、血虛、陽虛體質的人服用。

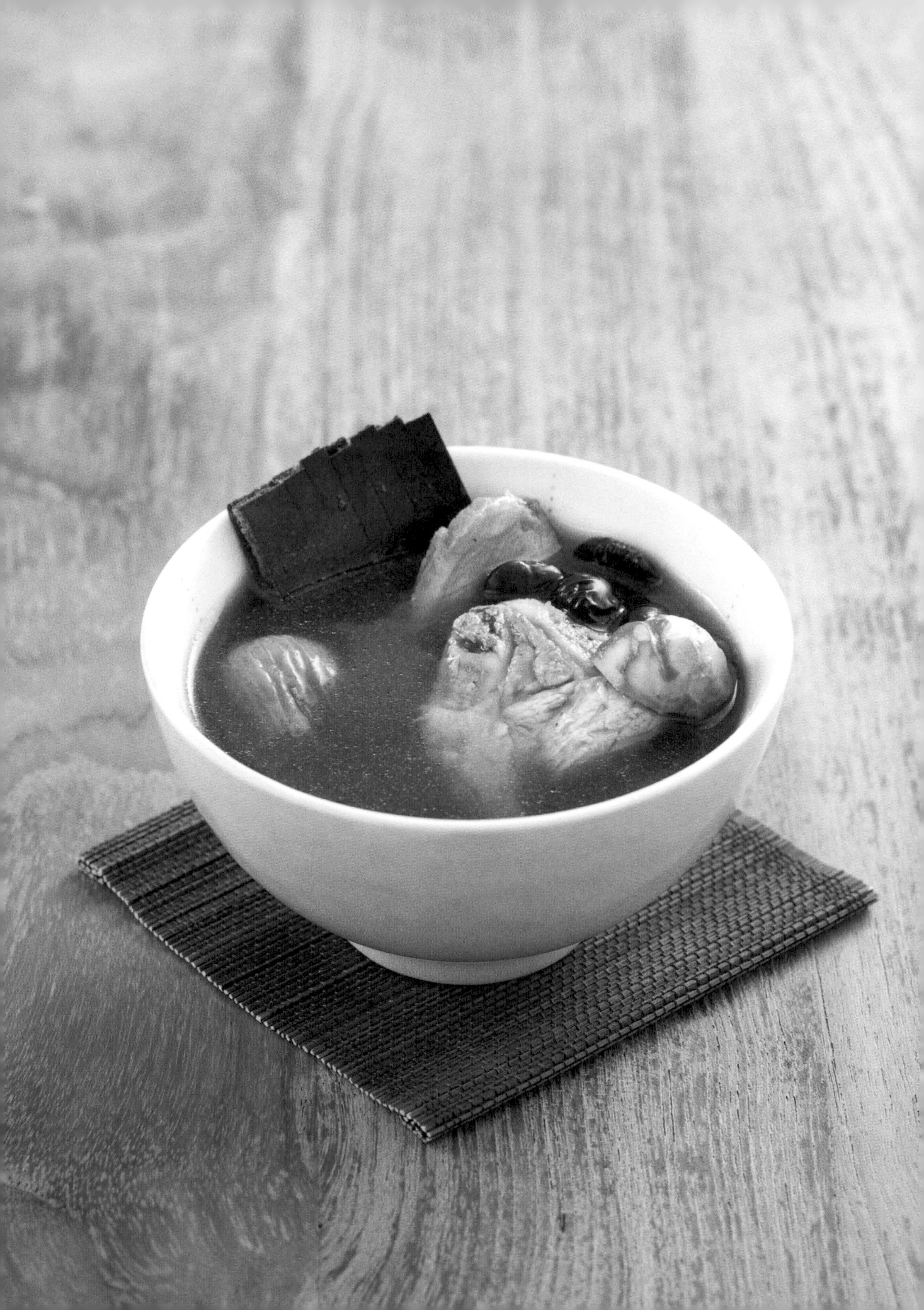

杜仲黨參黑豆栗子湯

● 材料

杜仲 15 克、黨參 15 克、黑豆 30 克、栗子 80 克、豬肩胛 3-5 塊、蜜棗 4 枚

● 做法

1. 把所有材料洗淨備用。豬肩胛氽燙。栗子去衣取肉洗淨備用。
2. 鍋中加入約 2500 毫升水，放入全部材料，武火煮至水滾，改文火煮 2 小時，最後加鹽調味即可。

● 功效

補肝腎，舒緩腰、膝蓋痠軟，容易疲倦等症狀。

小撇步 Tips

杜仲能補肝腎，強筋骨，並有安胎作用。

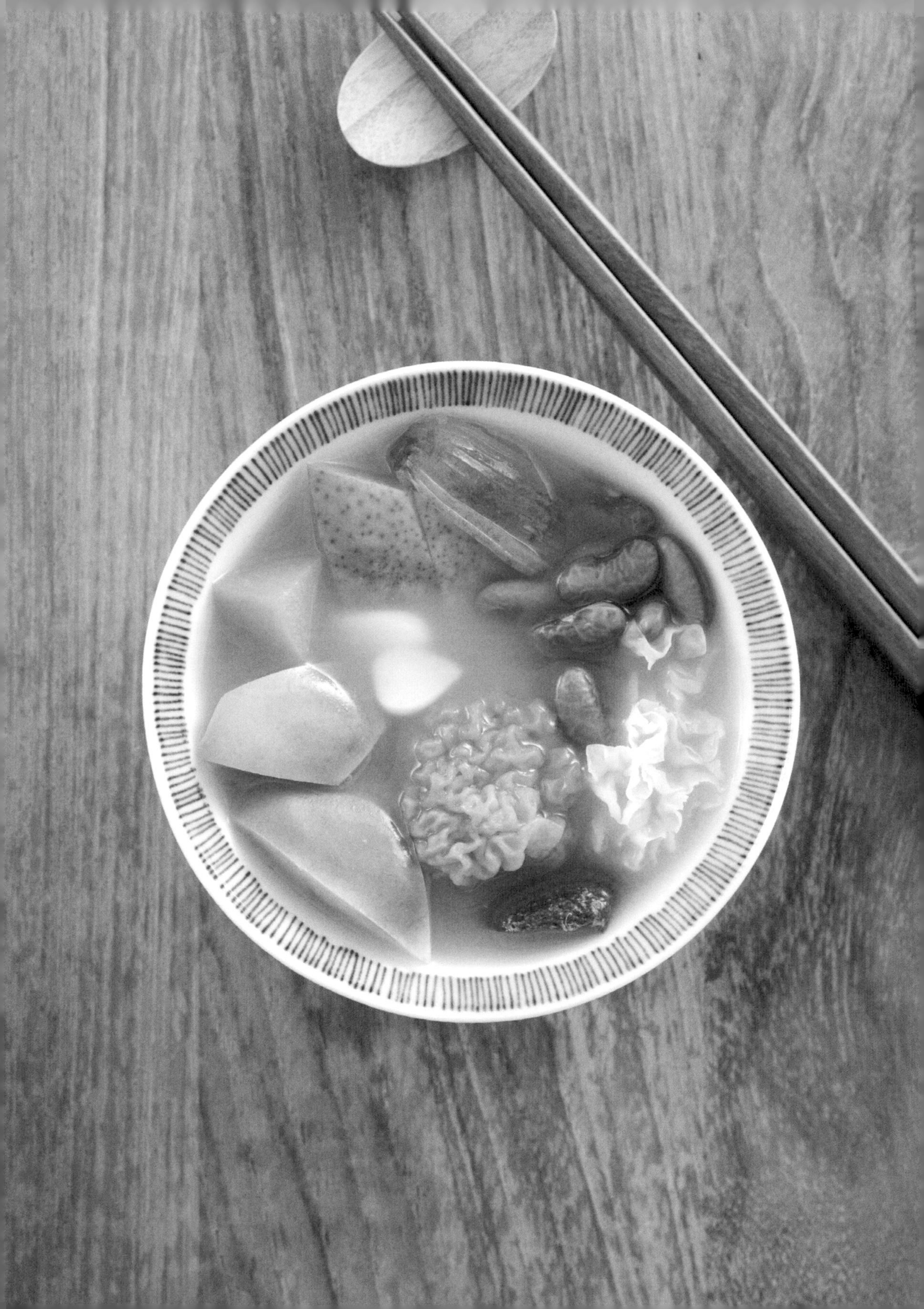

南瓜黃耳紅腰豆蘋果雪梨素湯

●材料

小南瓜 1 個、野生黃耳 1 塊、紅腰豆 30 克、蘋果 2 個、雪梨 2 個、雪耳 1 塊、陳皮 1 角、蜜棗 3 枚、杏仁 15 克

●做法

1. 把所有材料洗淨備用。小南瓜去皮去籽、蘋果去芯、雪梨去皮去芯，切大塊備用。
2. 鍋中加入約 2500 毫升水，放入全部材料，武火煮至水滾，改文火煮 1 個半小時，最後加鹽調味即可。

●功效

潤肺美顏，舒緩臉色蒼白、嗜睡、容易出汗等症狀。

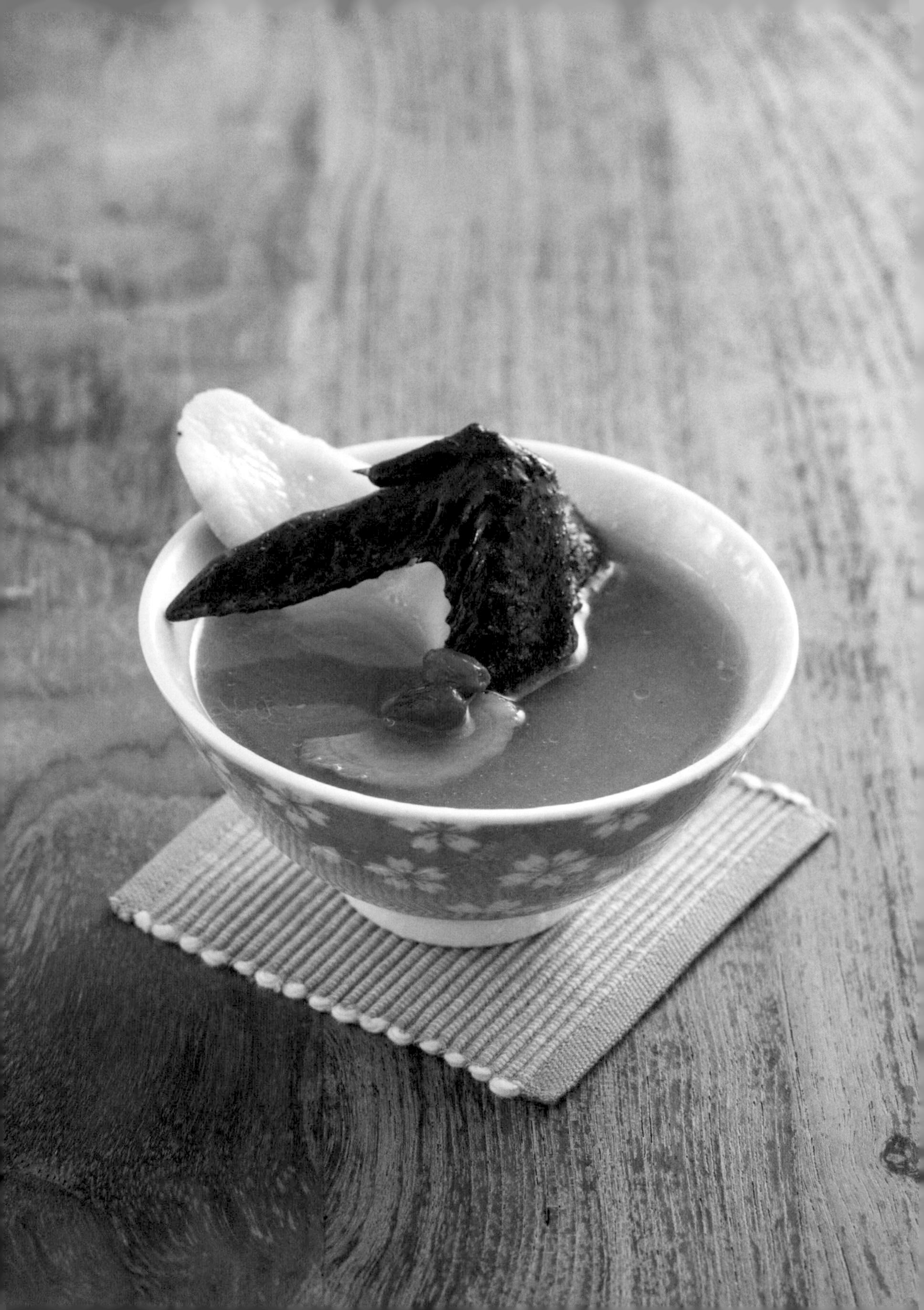

高麗參枸杞淮山烏雞湯

●材料

高麗參 6 克、枸杞 30 克、淮山 20 克、烏雞 1 隻、陳皮 1 角

●做法

1. 把所有材料洗淨。烏雞汆燙。
2. 鍋中加入約 2500 毫升水，放入全部材料，武火煮至水滾，改文火煮 2 小時，最後加鹽調味即可。

●功效

補氣血，舒緩因氣血虧虛而導致的頭暈、手腳冰冷等症狀。

●注意

此湯感冒未清者不宜服用。

附錄一

體質綜合表及飲食宜忌表

氣滯體質

常見體質特點	多吃
• 經常嘆氣 • 常打嗝或放屁 • 女性經期前會乳房脹痛，部分男性有時會睪丸脹痛，或胸脅脹痛 • 大便不調，有時便秘、有時大便稀爛 • 常不經意乾咳，覺得喉嚨中有東西卡住，吞不下、吐不出 • 心神恍惚	• 五指毛桃 • 白蘿蔔 • 佛手柑 • 佛手瓜 • 紅玫瑰花 • 茉莉花 • 桂花 • 山楂 • 海帶 • 海藻 • 蓮藕 • 柑桔 • 小麥 • 陳皮 • 蜜棗 • 眉豆
飲食注意	**少吃**
• 少吃辛辣、油膩、寒涼、刺激性食品	• 辣椒 • 咖哩 • 蔥 • 蒜

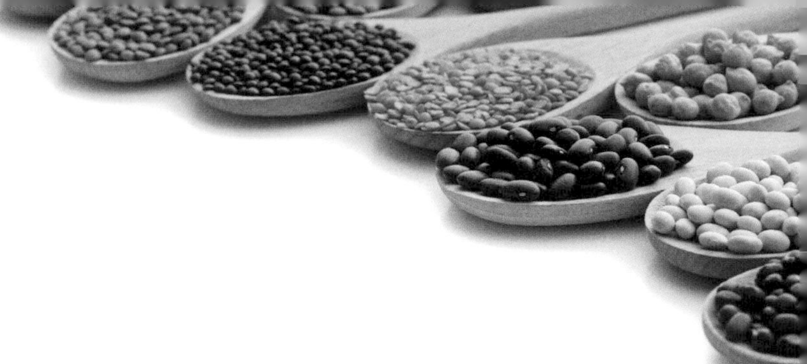

血瘀體質

常見體質特點	多吃
•容易身體疼痛，如針刺般的疼痛，痛處固定不移 •黑眼圈 •臉色、唇色紫暗 •舌底血脈色紫 •暗瘡容易留印痕 •身體容易瘀青 •女性月經多有血塊或有經痛、甚至閉經 •靜脈曲張	•黑豆 •山楂 •益母草 •白背木耳 •田七 •大棗 •杜仲 •黨參 •海藻 •海帶 •紫菜 •桃子 •梨子 •柚子 •橘子 •金桔 •白蘿蔔 •茄子 •木瓜 •玫瑰花
飲食注意	**少吃**
•少吃辛辣、油膩、生冷、刺激性食品	•辣椒 •咖哩 •蔥 •蒜

痰濕體質

常見體質特點	多吃
• 體型多圓潤、肌肉鬆軟 • 食慾減退或無食慾 • 多汗，汗較黏 • 氣溫敏感，怕冷也怕熱 • 胸悶 • 痰多、口黏 • 容易疲倦，身體如被濕毛巾裹著 • 女性多有白帶，色白或透明，無味 • 大便較稀爛	• 櫛瓜 • 白术 • 無花果 • 白扁豆 • 薏仁 • 赤小豆 • 綠豆 • 荷葉 • 茯苓 • 芡實 • 淮山 • 冬瓜 • 黃瓜 • 絲瓜 • 荸薺 • 海蜇 • 白果 • 橄欖 • 大棗 • 紅蘿蔔 • 蓮子 • 陳皮
飲食注意	**少吃**
• 不宜過飽，少吃甜膩、煎炸、滋補食品	• 冰淇淋 • 冷飲 • 咖啡 • 奶茶

濕熱體質

常見體質特點	多吃	
• 怕熱，容易流汗 • 口苦或口乾 • 容易感到胸悶，腹部脹滿 • 身體手腳感覺沉重，睡多久還是不夠 • 小便量少偏黃 • 大便偏軟、會黏著馬桶，便後肛門有灼熱感 • 臉多油，容易長暗瘡、粉刺 • 眼乾目赤 • 女性白帶多，偏黃、味重 • 腋下黃汗，味重 • 體味重 • 有口氣 • 有腳氣	• 劍花 • 冬瓜 • 赤小豆 • 綠豆 • 土茯苓 • 薏仁 • 無花果 • 扁豆 • 荷葉 • 黃豆 • 粉葛 • 竹芋 • 芡實 • 芹菜 • 白菜	• 西洋菜 • 莧菜 • 空心菜 • 絲瓜 • 苦瓜 • 黃瓜 • 番茄 • 蓮藕 • 老黃瓜 • 西瓜 • 荸薺 • 海帶 • 鴨肉 • 鵪鶉 • 魚

飲食注意	少吃	
• 不宜過飽，少吃甜膩、煎炸、滋補食品	• 辛辣 • 咖哩 • 蔥 • 蒜 • 薑 • 辣椒 • 羊肉	• 雞肉 • 肉桂 • 咖啡 • 啤酒 • 奶茶 • 鵝肉

氣虛體質

常見體質特點

- 容易頭暈
- 氣短，聲音弱小，講話沒力氣
- 容易感冒
- 食慾差，經常感覺疲倦乏力
- 腹部經常脹滿、有脹氣
- 多汗，靜止時會流汗，少量運動後也多汗
- 心悸

多吃

- 大棗
- 龍眼乾
- 人參
- 花旗參
- 黨參
- 靈芝
- 淮山
- 白朮
- 紅棗
- 蜂蜜
- 小米
- 大麥
- 黃豆
- 海底椰
- 黃耆
- 白扁豆
- 馬鈴薯
- 番薯
- 栗子
- 櫻桃
- 蓮子
- 枸杞
- 雞
- 鵪鶉
- 蘆筍
- 芹菜
- 蘆薈

飲食注意

- 飲食不宜太油膩
- 宜選擇容易消化食物

少吃

- 荸薺
- 柿子
- 山楂
- 生蘿蔔
- 空心菜
- 芥菜
- 薄荷
- 菊花
- 胡椒
- 苦瓜

血虛體質

常見體質特點	多吃	
• 心悸，時常會有害怕或噁心的感覺 • 容易頭暈，腳步虛浮 • 臉色偏白、沒有光澤 • 脫髮 • 指甲容易折斷 • 手足麻痹，活動後會有改善 • 皮膚乾燥、癢 • 月經不調，月經量少、顏色淡紅，嚴重者甚至會停經	• 甜菜根 • 紅豆 • 腰豆 • 紅腰豆 • 腰果 • 靈芝 • 蜜棗 • 黃耆 • 黨參 • 核桃 • 黑豆 • 栗子 • 牛肉 • 羊肉 • 雞	• 紅棗 • 當歸 • 蘋果 • 菠菜 • 花生 • 黑糯米 • 人參 • 草莓 • 蓮藕 • 阿膠 • 熟地 • 龍眼乾 • 大棗

飲食注意	少吃
• 多喝湯品、粥品 • 忌生食冷飲、飲食不宜煎炸油膩，宜選擇容易消化食物	• 冰淇淋 • 冷飲 • 咖啡 • 奶茶

陰虛體質

常見體質特點	多吃	
• 眼乾 • 體型偏瘦 • 臉部烘熱，潮熱盜汗 • 手腳心、胸口煩熱 • 口乾 • 喜歡喝冷飲 • 小便偏黃 • 大便偏乾，呈顆粒狀甚至便秘	• 百合 • 沙參 • 玉竹 • 海底椰 • 雪耳 • 花旗參 • 石斛 • 雪梨 • 無花果 • 川貝母 • 螺頭 • 劍花 • 羅漢果 • 南北杏 • 蟲草花 • 冬瓜 • 芝麻 • 蜂蜜 • 牛奶	• 甘蔗 • 蘋果 • 葡萄 • 菠菜 • 金針菇 • 海參 • 鴨肉 • 豬皮 • 烏雞 • 黑木耳 • 杏仁 • 木瓜 • 桑椹 • 天冬 • 麥冬 • 黃精 • 枸杞 • 枸杞葉 • 黑芝麻

飲食注意	少吃
• 多喝湯品、粥品 • 少吃辛辣，偏熱性食品	• 辛辣 • 咖哩 • 蔥 • 蒜 • 薑 • 辣椒 • 牛肉 • 羊肉 • 雞肉 • 肉桂 • 咖啡 • 奶茶

陽虛體質

常見體質特點

- 四肢及身體冰冷
- 嚴重怕冷
- 嗜睡，常常提不起勁，懶惰不願動
- 凌晨時分容易腹瀉
- 臉色偏白
- 自汗
- 腫脹、偏浮腫

多吃

- 高麗參
- 靈芝
- 蟲草花
- 舞茸菇
- 黨參
- 黑豆
- 制何首烏
- 紅腰豆
- 黃耳
- 大棗
- 白背木耳
- 冬蟲草
- 南瓜
- 龍眼
- 荔枝
- 生薑
- 栗子
- 松子
- 紅蘿蔔
- 韭菜
- 枸杞
- 牛肉
- 羊肉
- 雞
- 鵪鶉
- 豬肚
- 海參
- 蝦
- 核桃
- 栗子
- 腰果
- 花生
- 胡椒
- 茴香
- 豆蔻
- 杜仲
- 肉桂
- 紅酒
- 黃耆

飲食注意

- 冬天適量進補

少吃

- 冰淇淋
- 冷飲
- 西瓜
- 黃瓜
- 柿子
- 絲瓜
- 荸薺
- 螃蟹
- 粉葛

附錄二

體質和食物屬性對照表

每種食物都有獨特的屬性，簡單可分為寒、熱以及平性。大家可以根據自己體質，參考以下食物屬性對照表。

體質	多吃食物	忌吃食物	少吃食物
氣滯	●	●	●
血瘀	●	●　●	—
痰濕	●	●	●
濕熱	●	●　●	—
氣虛	●　●	●	—
血虛	●　●	●	—
陰虛	●	●	●
陽虛	●　●	●	—

● 寒性　● 熱性　● 平性

附錄三

常見食物屬性表

熱性食物		
•一般炒過的食物 •一般乾果及果仁 •一般酒類 •一般烤、焗食物 •薑、蒜、辣椒等辛辣食物 •油炸食物、火鍋 •咖哩 •高麗參 •紅棗 •陳皮 •枸杞 •蝦 •雞	•蛋黃 •牛肉 •羊肉 •龍蝦 •淡菜 •海參 •栗子、花生、核桃 •韭菜 •洋蔥、蔥白 •秀珍菇 •櫻桃 •水蜜桃 •龍眼	•荔枝 •芒果 •榴槤 •檸檬 •石榴 •番石榴 •黃皮 •西谷米 •吐司 •餅乾 •薯片 •巧克力 •咖啡

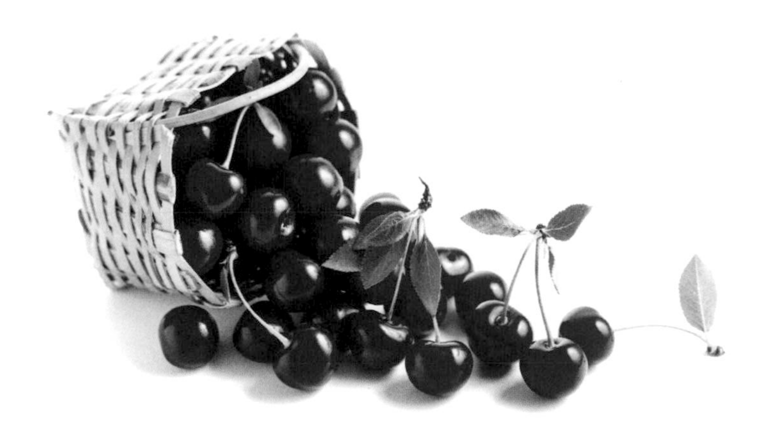

平性食物

- 一般魚類
- 一般蒸煮、燜、燉的食物
- 鵪鶉
- 豬肉
- 鮑魚
- 海蜇
- 佛手瓜
- 櫛瓜
- 翠玉瓜
- 甜椒
- 青豆、黃豆、紅豆
- 眉豆、赤小豆
- 四季豆
- 豌豆
- 大頭菜
- 芥蘭
- 菜心
- 高麗菜
- 淮山
- 椰菜花，花椰菜
- 紅蘿蔔
- 番薯
- 芋頭
- 馬鈴薯
- 玉米
- 熟番茄
- 乾冬菇
- 姬松茸
- 茶樹菇
- 蓮子
- 芡實
- 雪耳
- 白飯、紅米、糙米
- 麵條
- 義大利麵
- 通心粉
- 酸黃瓜
- 青梅
- 藍莓
- 牛油果
- 無花果
- 蘋果
- 木瓜
- 紅、黑葡萄
- 青葡萄
- 蜂蜜

寒性食物

- 一般沙拉
- 一般果汁
- 一般冰冷食物
- 一般瓜、菜類
- 一般涼茶
- 螃蟹
- 蜆
- 蠔
- 海膽
- 魷魚
- 章魚
- 鴨
- 蛋白
- 粉葛
- 苦瓜
- 冬瓜
- 黃瓜
- 芹菜
- 萵苣、結球萵苣
- 西洋菜
- 枸杞菜
- 芥菜
- 菠菜
- 白菜
- 秋葵
- 蘑菇
- 杏鮑菇
- 海帶，紫菜
- 海藻
- 荸薺
- 竹蔗
- 白茅根
- 白蘿蔔
- 番茄
- 綠豆
- 茄子
- 豆腐
- 腐竹
- 黑木耳
- 生薏仁
- 燕麥
- 嫩椰子
- 西瓜
- 香蕉
- 鳳梨
- 橘子
- 梨子
- 火龍果
- 哈密瓜
- 蜜瓜
- 葡萄柚
- 柿子
- 柚子
- 李子
- 蓮霧
- 涼粉
- 粉皮
- 豆花
- 豆漿
- 礦泉水
- 椰奶

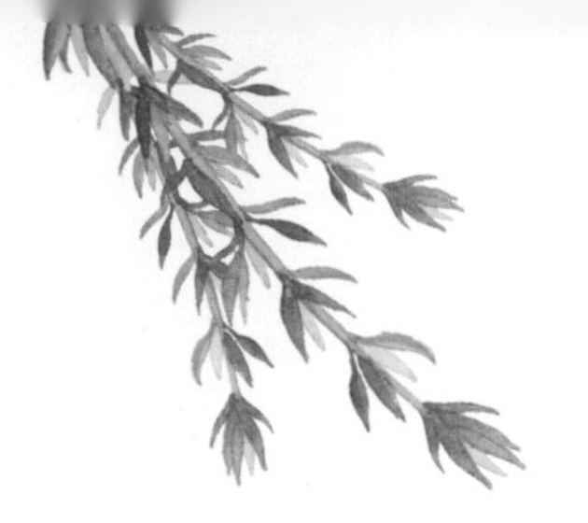

國家圖書館出版品預行編目資料

喝對湯，養出好體質：8 種體質類型．60 道保健湯方 / 梁尹倩 著 .-- 初版 .--
臺北市：平安文化．2018.1 面；公分
（平安叢書；第 582 種）（真健康；56）

1. 藥膳 2. 湯 3. 食譜

ISBN 978-986-95625-7-7（平裝）

413.98 106024185

平安叢書第 582 種
真健康 56

喝對湯，養出好體質

8 種體質類型．60 道保健湯方

作　　者—梁尹倩
發 行 人—平雲
出版發行—平安文化有限公司
台北市敦化北路 120 巷 50 號
電話◎ 02-2716-8888
郵撥帳號◎ 18420815 號
皇冠出版社（香港）有限公司
香港銅鑼灣道 180 號百樂商業中心
19 字樓 1903 室
電話◎ 2529-1778 傳真◎ 2527-0904
總 編 輯—龔橞甄
美術設計—嚴昱琳
著作完成日期— 2015 年
初版一刷日期— 2018 年 1 月
初版二刷日期— 2021 年 1 月
法律顧問—王惠光律師

讀者服務傳真專線◎ 02-27150507
電腦編號◎ 524056
ISBN ◎ 978-986-95625-7-7
Printed in Taiwan
本書特價◎新台幣 399 元 / 港幣 133 元

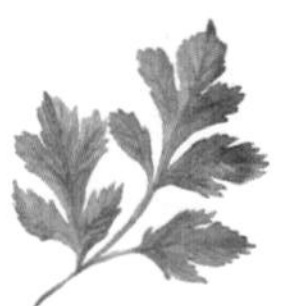